Magnus Heier
Nocebo: Wer's glaubt wird krank

Magnus Heier

Nocebo: Wer's glaubt wird krank

Wie man trotz Gentests,
Beipackzetteln
und Röntgenbildern
gesund bleibt

mit Cartoons von ©TOM

 S. Hirzel Verlag Stuttgart

Meinen Eltern –
und den vielen freiwilligen Versuchspersonen,
ohne deren mutigen Einsatz wir nicht wüssten, was wir wissen.

Ein Markenzeichen kann warenrechtlich geschützt sein, auch wenn
ein Hinweis auf etwa bestehende Schutzrechte fehlt.

Bibliografische Information der Deutschen Nationalbibliothek
Die Deutsche Nationalbibliothek verzeichnet diese Publikation
in der Deutschen Nationalbibliografie; detaillierte bibliografische
Daten sind im Internet über http://dnb.d-nb.de abrufbar.

ISBN 978-3-7776-2147-0

© 2011 S. Hirzel Verlag
Birkenwaldstraße 44, 70191 Stuttgart
Printed in Germany
Cartoons: ©TOM, Thomas Körner, Berlin
Abbildung S. 29: iStockphoto/Thinkstock/Getty Images
Einbandgestaltung: deblik, Berlin
Druck & Bindung: Kösel GmbH & Co. KG, Krugzell

www.hirzel.de

Inhalt

Einleitung 7

**Placebo und Nocebo – heimliche Heiler
und unheimliche Krankmacher** 11

Placebo: die gute Seite der Suggestion 13
Nocebo: Angst, Röntgenbilder und falsche Worte machen krank 19

Wie der Glaube im Körper wirkt 25

Exkurs: Livebilder aus dem Gehirn 27
Nicht eingebildet, sondern echt: wie Placebos und
Wunderheilungen funktionieren 36
Hirn und Nocebo 41
Ein Herz und eine Seele 46
Voodoo: Der schwarze Magier braucht gläubige Patienten 51

Ärzte, Ängste und der Alltag in den Praxen 55

Rückenschmerz: schöne Röntgenbilder, schlechte Prognosen 57
Beipackzettel: Ein Blatt Papier macht krank 61
Blau, rot oder gelb: Farbe, Form und Preis der Tabletten
bestimmen ihre Wirkung 65
Risiko Privatpatient – von eifrigen Ärzten, Check-up-Kliniken
und vielen Befunden 69

Internet, Zeitschriften, Fernsehen: Es geht auch ohne Arzt 73

Cyberchonder: Google statt Arzt 75
Morbus Mohl: Eine Fernsehsendung wird zur Dienstagskrankheit 78
Massenhysterie und Elektrosmog 81
Lebensmittel machen krank 84
Wunderheiler außer Kontrolle 88

Die Zukunft 91
Gläserne Gene: Statistische Risiken machen krank 93

Was tun? 99

Die Falle der Aufklärung 101

Aufklärung und Unheilbarkeit: Wie viel Wahrheit erträgt der Mensch? 105

Placebo und Nocebo: Was tun? 109

Anhang 117

Zitate 119

Das Internet für Patienten und Ärzte 121

Quellen 123

Register 131

Einleitung

Sam Shoeman hätte nicht sterben müssen. Aber er war überzeugt davon, todkrank zu sein. Seine Ärzte gaben ihm nur wenige Monate. Und so schnell starb er auch. Allerdings nicht an seinem Tumor. Der war am Ende nicht bedrohlich. Shoeman starb an seiner Überzeugung, sterben zu müssen.

Derek Adams hatte sterben wollen. Er nahm 29 Kapseln eines Antidepressivums, die er im Rahmen einer Medikamentenstudie bekommen hatte. Die Überdosis war zu hoch, die Ärzte konnten ihm nicht mehr helfen. Bis sich herausstellte: Seine Überdosis waren nur Placebos – er gehörte zur Kontrollgruppe der Studie. Doch er war sicher, sich tödlich vergiftet zu haben. Als er erfuhr, dass er nur ein Scheinmedikament geschluckt hatte, verschwanden die Symptome sofort. Adams war geheilt.

Die Erwartung bestimmt den Verlauf. Aber es geht nicht nur um Leben und Tod, sondern auch um medizinische Alltäglichkeiten. Es geht etwa um Seekrankheit aus Angst vor Seekrankheit. Um Nebenwirkungen durch allzu intensives Studieren der Nebenwirkungen im Beipackzettel. Um Menschen, die sich einen Schnupfen bei jemandem holen, der zwar niest aber gar keinen Schnupfen hat. Um chronische Kopfschmerzen in der Umgebung von Telefonmasten, die abgeschaltet sind. Um Verdauungsstörungen bei Menschen mit Laktoseintoleranz, die nachweislich gar nicht laktoseintolerant sind. Und um Herpes aus Ekel. Die Erwartung bestimmt die Symptome.

Es klingt wie Voodoo und schwarze Magie. Und es ist Voodoo – nur im modernen Gewand mit weißem Kittel und modernster Technik. Das Prinzip ist dasselbe: Vor allem in Afrika und Südamerika gelingt es Magiern, gesunde Menschen zu verhexen und krank zu machen. Oder gar zu töten. Die Voraussetzung ist, dass die Opfer an die Magie glauben, die der Zauberer gegen sie einsetzt. Ein moderner Westeuropäer ist gegen Zaubersprüche und Voodoopuppen vermutlich immun, nicht aber gegen CT-Bilder eines Tumors im eigenen Kopf. Und schon gar nicht gegen einen anerkannten Tumorspezialisten und einen Satz wie: „Sie haben noch drei Monate!" Solche Prognosen unterscheiden sich wenig vom Voodooritual eines Magiers.

Der Noceboeffekt ist der logische, gleichermaßen unbekannte wie unwillkommene Zwilling des Placebos: Die Erwartung kann gesund machen – aber eben auch krank. Der Placeboeffekt ist lange bekannt: Es ist unstrittig, dass etwa chronische Schmerzpatienten durch wirkstofffreie Scheinmedikamente geheilt werden können, dass Kniebeschwerden oft durch Scheinoperationen ebenso gut gelindert werden wie durch einen echten Eingriff. Dass eine intensive Zuwendung ebenso heilt wie hochwirksame Medikamente. Dass der Glaube an die Heilung heilt.

Erst in den 60er-Jahren bemerkte die Medizin die eigentlich nicht überraschende andere Seite desselben Effekts: Die Überzeugung, krank zu sein, macht krank. Die Erwartung von Schmerzen tut weh. Sogar Placebotabletten ohne Wirkstoff haben Nebenwirkungen – und zwar abhängig von ihrer Größe, Farbe und Form. Personen, die sich selbst zu einer Risikogruppe zählen, bekommen die erwarteten Krankheiten häufiger als andere, die davon nichts wissen wollen. Rückenschmerzen werden umso leichter chronisch, je mehr Bilder ihrer vermeintlich „kaputten" Wirbelsäule die Patienten gesehen haben – unabhängig vom Krankheitswert des Befundes. Die Erwartung bestimmt den Verlauf, mit allen Risiken und Nebenwirkungen.

Von Placebo und Nocebo sind beide Geschlechter und alle Altersgruppen betroffen, ja sogar Tiere. Nicht weil die an eine Wirkung von Medikament oder Operation glauben würden, sondern weil sie die Zuwendung ihrer Umgebung spüren oder deren Angst. Es gibt nur eine Gruppe, die für beide Effekte nicht empfänglich ist: Alzheimerkranke im fortgeschrittenen Stadium ihrer Krankheit. Sie spüren die Bemühungen oder Befürchtungen ihrer Betreuer offensichtlich nicht mehr im ausreichenden Maße, um positiv oder negativ, mit einer Placebo- oder Nocebo-Antwort, zu reagieren. Alzheimerkranke sind gegen beide Effekte immun.

Wenn Erwartungen krank machen, ist Deutschland ein Hochrisikoland: Niemand geht häufiger zum Arzt und wird mit mehr medizinischen Befunden überschwemmt als der Deutsche. Nirgendwo werden mehr Patienten „in der Röhre", dem sogenannten Kernspintomografen, untersucht als hierzulande. Ein Gesundheitsrisiko, denn die vielen medizinisch irrelevanten Auffälligkeiten machen Angst. Mit dem Satz „das ist nicht schlimm, aber das sollten wir beobachten" werden aus Menschen plötzlich Patienten. Ein Zurück in die Zeit medizinischer Ahnungslosigkeit ist unmöglich. Aber der Umgang mit Prognosen, mit Röntgenbildern, mit Tabletten, mit viel Technik und wenig Worten muss überdacht werden. Eine kalt vorgetragene fatale Prognose wird schnell zu einer sich selbst erfüllenden Prophezeiung: Voodoo aus Versehen.

Der Blick in die Zukunft zeigt ein ganz neues Problem: Wenn die Erwartung einer Krankheit krank macht, dann sind die um sich greifenden Gentests gefährlich – denn wie lebt ein Mensch mit dem Wissen, dass sein Darmkrebsrisiko deutlich erhöht ist? Wie geht jemand mit erhöhten Krankheitsrisiken um, gegen die er in keiner Form handeln kann, wie etwa bei Alzheimer? Gendiagnostik ist Voodoo mit Hightech-Instrumenten.

Überraschenderweise kann der Noceboeffekt sogar dann funktionieren, wenn der Betroffene weiß, dass er getäuscht wird. So wie der Allergiker, der durch das Bild einer Blütenwiese einen Asthmaanfall bekommt oder durch eine Plastikrose. Ihm nützt es auch nichts, wenn der Verstand sagt, dass es nur ein Bild ist. Die Erwartung kann krank machen – selbst wenn man nicht wirklich glaubt.

Dieses Buch will einen Einblick geben in ein Phänomen, das von Ärzten und Forschern weitgehend ignoriert wird – obwohl es von entscheidender Bedeutung für die Wirkung jeder Behandlung, jeder Operation, jeder Tablette, jeder Spritze und jeder Psychotherapie ist. Wann immer Ärzte und Patienten aufeinandertreffen, wirken unbewusste Signale und bestimmen über Erfolg und Misserfolg der Behandlung. Beispiele aus dem ärztlichen Alltag sind vielfältig – wir leiten jedes Kapitel des Buches mit einem Fallbeispiel ein.

Im ersten Teil stellen wir die Zwillinge Placebo und Nocebo vor: Was ist das? Wo wirken sie? Wann haben sie Einfluss auf den Verlauf einer Krankheit? Wie machen sie Kranke gesund und Gesunde krank?

Der zweite Teil befasst sich mit dem Körper, dem komplizierten Zusammenspiel zwischen Gehirn, Immunsystem und Herz-Kreislauf-System. Wie funktioniert es, wenn die Erwartung in den Krankheitsprozess eingreift? Gibt es Voodoo auch in einer modernen Klinik oder Praxis?

Im dritten Teil betrachten wir typische Situationen, in denen falsche Erwartungen geweckt werden. Wie wirkt ein aufmerksames Studium des Beipackzettels? Warum werden Rückenschmerzen eher chronisch, wenn der Patient viele Röntgen- und CT-Bilder von seiner Wirbelsäule sieht? Was bedeutet es, wenn man sich in einer Spezialklinik gründlich hat durchchecken lassen?

Im vierten Teil verlassen wir die Arztpraxis, denn es geht auch ohne Arzt. Was früher Zeitschriften und Fernsehsendungen boten, liefert heute *Google*: Umfassende Informationen zu jeder denkbaren Krankheit. Der Hypochonder von heute heißt Cyberchonder und macht sich durch Studium des Internets krank.

Im fünften Teil werfen wir einen Blick in die Zukunft der Diagnostik: Schon heute bieten zahlreiche Gentests ein individuelles Risikoprofil – ein Spiel mit Wahrscheinlichkeiten. Aber nur für wenige genetische Krankheiten bietet die Medizin auch eine Behandlung oder wenigstens eine präzise Prognose. Die Medizin weiß zu viel – und kann zu wenig.

Im sechsten Teil schließlich diskutieren wir die Frage, wie Ärzte, Medien und Patienten damit umgehen sollten, dass die Überzeugung, krank zu sein, krank macht. Wie viel Wahrheit verträgt der Mensch? Gibt es ein Recht auf Nichtwissen? Wie kann der Patient bestimmen, was er sich selbst zumutet? Eine Gebrauchsanleitung für den Arztbesuch – für Patienten und Ärzte.

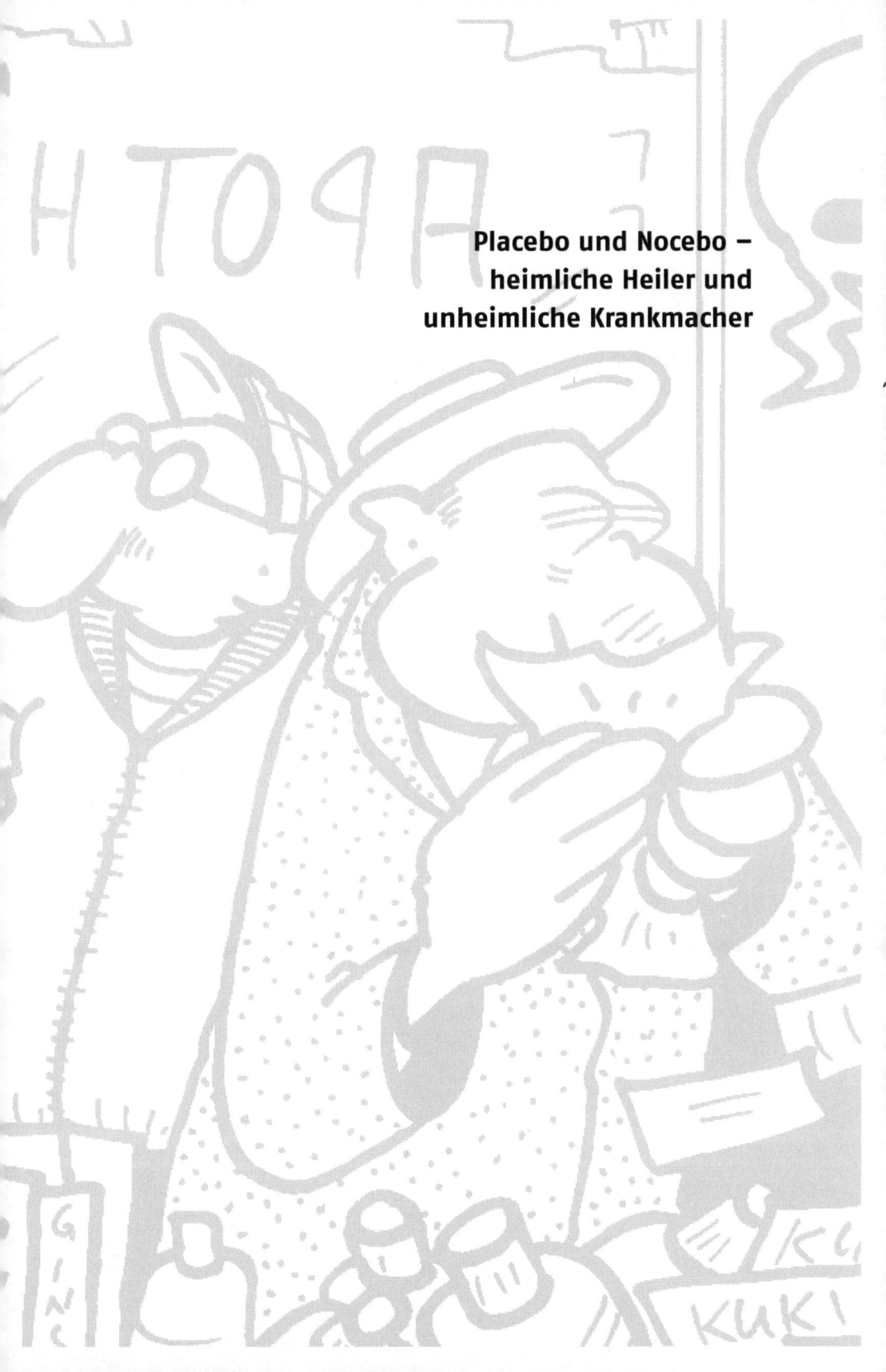

**Placebo und Nocebo –
heimliche Heiler und
unheimliche Krankmacher**

Placebo: die gute Seite der Suggestion

Jeder Praxisbesuch, jeder Krankenhausaufenthalt ist voller Suggestionen und Rituale: Ein Arzt im weißen Kittel und mit grauen Schläfen schafft Vertrauen – messbar mehr als Krankenschwestern und Pfleger.

Ein Fall aus der Praxis

Im Operationssaal: Der Chirurg machte einen Schnitt neben dem Brustbein und legte die innere Brustwandarterie frei. Nun war der Rest, das Abbinden der Arterie, nur ein Handgriff – aber so weit war es noch nicht. Der Eingriff war ebenso beliebt wie erfolgreich: Die Patienten litten vorher unter Angina Pectoris, einer schmerzhaften Unterversorgung des Herzmuskels. Das Prinzip der Operation war einfach: Man klemmt die Brustwandarterie ab, erhöht den Druck und verbessert damit auch die Durchblutung der Herzkranzgefäße, die vor dem künstlichen Verschluss abzweigen. So die Theorie. Der Eingriff war sehr populär, weil er sehr einfach war und erfahrungsgemäß sehr gut half.

Doch dann passierte im Operationssaal etwas Merkwürdiges: Dem Chirurgen wurde ein sterilisierter Umschlag gereicht. Während er ihn öffnete, drehte sich das gesamte OP-Personal um. Der Chirurg las die kurze Notiz – und nähte die OP-Wunde zu, ohne die Arterie abgeklemmt zu haben. Danach drehten sich die anderen wieder um und die Operationswunde wurde geschlossen. Niemand außer dem Chirurgen selbst sollte wissen, ob er nun die Arterie unterbunden hatte oder nicht; nicht das OP-Personal, nicht die weiterbehandelnden Ärzte und schon gar nicht die Patienten selbst.

Ein interessantes Experiment, von dem die beteiligten Patienten aber nichts wussten. Auch später nicht. Man wollte untersuchen, ob sie von der Operation selbst profitierten oder davon, dass sie glaubten, von der OP zu profitieren. Denn es hatte Auffälligkeiten gegeben. Man hatte bei Obduktionen bemerkt, dass operierte Patienten keinesfalls einen verbesserten Blutfluss zum Herzen gehabt hatten. Und in Tierversuchen ließ sich ebenfalls, entgegen aller Logik, keine Verbesserung der Durchblutung am Herzen nachweisen. Also entschloss man sich zu einem Experiment an betroffenen Patienten, von denen ein Teil nur zum Schein operiert wurde. Über die ethische Seite machte man sich im Jahr 1958 nur wenig Gedanken. Je weniger die Patienten wussten, je weniger Zweifel sie an der Operation hatten, desto stärker würde ihr Glaube sein.

Und dieser Glaube war überraschend stark: Es gab überhaupt keinen Unterschied im Operationsresultat, egal ob die Patienten wirklich operiert worden waren oder nur zum Schein einen Hautschnitt bekommen hatten. Der Glaube allein hatte den großen Erfolg des Eingriffs ausgemacht. Das Ergebnis der Studie wurde publiziert – die Operationstechnik schnell eingestellt.

Placebo für alle

Im März 2011 überraschte die Bundesärztekammer mit einem Appell an die Ärzteschaft: Mehr Placebos in die Praxen! Placebos würden sehr viel stärker wirken als bisher angenommen. Und es sei vertretbar, sie in der Praxis anzuwenden, so die Ärztekammer. Das ist eine erstaunliche Aufforderung. Denn immerhin muss der Arzt den Patienten möglichst gut belügen, wenn er ihm Placebos verabreicht – nur eine Tablette oder Spritze mit einer vorgetäuscht starken Wirkung wird auch eine starke Placebowirkung entwickeln. Nur wenn der Patient die Wirkung erwartet, wird es ihm schließlich besser gehen. Tut er das nicht, weil der Arzt ihm sagt, dass die Pille nur ein Placebo sei, wird es kaum funktionieren. Und das Gesetz ist sowieso eindeutig: Placebos dürfen dem Patienten nur nach dessen ausdrücklichem Einverständnis gegeben werden. Womit ihr konsequenter Einsatz hinfällig ist.

Ein großer therapeutischer Verlust, denn die Kraft der Placebos ist groß: Der Glaube versetzt Berge, und der Glaube an die Wirkung einer Tablette kann einen Menschen von Kopfschmerzen befreien, kann ihn im Sport schneller machen, seine Potenz steigern, die Konzentration erhöhen und sehr vieles mehr. Der Mensch lässt sich fast beliebig beeinflussen.

Das beeinflussbare Ich

In einem sehr eleganten Experiment an der Uni Hamburg wurde Anfang 2011 die Manipulierbarkeit gesunder Probanden untersucht. Die Forscher testeten die Schmerzwahrnehmung von 22 gesunden Personen. Der Schmerzreiz: Hitze. Eine Hautpartie wurde so lange erhitzt, bis die Teilnehmer ihren eigenen Schmerz auf einer Skala von 0 bis 100 als 70 angaben. Das ist schon sehr schmerzhaft. Gleichzeitig legte man ihnen einen intravenösen Zugang, durch den die Probanden Schmerzmittel erhalten sollten. Und das Ganze fand noch „in der Röhre" statt – in einem Kernspintomografen (siehe auch Exkurs: „Livebilder aus dem Gehirn"): Das Gehirn der Teilnehmer wurde während des ganzen Versuchs beobachtet, um zu sehen, wo genau im Gehirn die Schmerzen verarbeitet wurden, wie schnell und wie lange.

Nachdem die Hitze schließlich so eingestellt war, dass sie als „70" empfunden wurde (die Hitze selbst war nicht bei allen gleich, jeder Mensch nimmt Schmerzreize anders wahr), bekamen die Probanden durch den Schlauch in der Vene ein hochwirksames Schmerzmittel, allerdings ohne dass man ihnen das mitteilte. Das Morphinmedikament wirkte subjektiv und objektiv: Die Teilnehmer gaben eine deutliche Schmerzminderung an. Und auch in den Hirnfunktionsaufnahmen konnte man Veränderungen erkennen. Es wirkte, obwohl die Patienten nicht wussten, dass sie ein Schmerzmittel bekamen. So weit, so erwartbar.

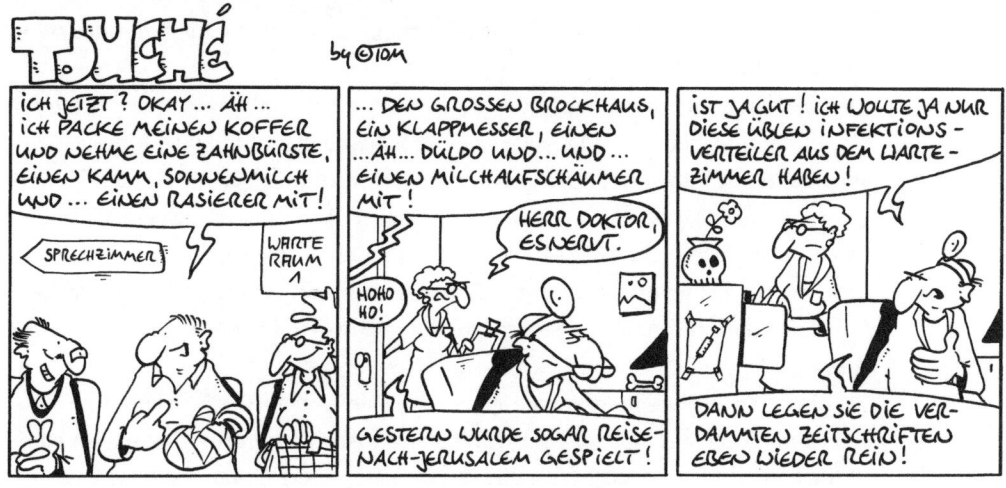

Der zweite Schritt war überraschender: Jetzt nämlich sagte man den Patienten, dass sie ein Schmerzmittel bekommen würden. Sonst veränderte man nichts. Die Forscher drehten die Infusion nicht auf, sondern gaben das Mittel kontinuierlich weiter. Jetzt erwarteten die Patienten allerdings eine Schmerzreduktion – und prompt nahmen die Schmerzen deutlich ab. Obwohl sich am Schmerzreiz, der Hitze, wie auch am Medikament überhaupt nichts geändert hatte, wirkte das Mittel plötzlich doppelt so gut.

Dann kam die nächste Lüge: Die Forscher kündigten den Probanden an, das Schmerzmittel nun abzustellen. Die Schmerzen würden folglich vermutlich wieder schlimmer werden. In Wirklichkeit taten sie, was sie vorher auch taten: nichts. Das Schmerzmittel floss weiter in die Vene – aber es wirkte plötzlich nicht mehr. Die Probanden erwarteten stärkere Schmerzen und so kam es dann auch. Die Schmerzen wurden schlimmer.

Die Schmerzwahrnehmung ließ sich nach Belieben hoch – und herunterdrehen – nur durch Worte. Und im Hirnscan, den Livebildern aus dem Gehirn?

Auch dort folgte die Aktivität der Regionen, die die Schmerzwahrnehmung kontrollieren, genau den Manipulationen der Forscher. Die Erwartung bestimmte das Ergebnis – sowohl die subjektive Schmerzwahrnehmung als auch die Hirnaktivität.

Je weißer der Kittel, desto wirksamer die Spritze

Je intensiver Probanden aber auch Patienten betreut werden, je aufwendiger die Kulisse der Behandlung, desto besser funktioniert die Manipulation. Eine Studie, bei der die Versuchsperson einen Infusionsschlauch in der Vene liegen hat und dabei noch in der Röhre eines Kernspintomografen liegt, ist an Suggestionskraft nicht zu überbieten.

Aber auch im klinischen Alltag bestimmt die Art und Weise, in der Ärzte mit Patienten umgehen, die Wirksamkeit einer Scheinbehandlung oder eines Scheinmedikaments: Gibt die Stationsschwester das Präparat, wirkt das Medikament „normal". Kommt der Arzt persönlich, kann die Wirksamkeit um ein Vielfaches erhöht sein. Schmeckt die Pille bitter oder tut die Spritze weh, dann wird unterbewusst ein Erfolg erwartet, der sich schließlich auch einstellt: Die wirksamste Spritze ist die eines Arztes, der nicht spritzen kann – und bei dem es entsprechend weh tut.

„Erfahrene" Patienten wissen genau, was sie wollen. Rückenschmerzpatienten (und das ist aus eigener Erfahrung die mit Abstand größte Gruppe im hausärztlichen Notdienst) sagen fast alle das Gleiche: „Herr Doktor, ich hab's am Rücken – ich brauche eine Spritze." Tabletten, Tropfen oder gar Zäpfchen werden empört, fast beleidigt zurückgewiesen. Es besteht sofort der Verdacht, der Arzt nehme die Schmerzen nicht ernst. Wobei das nicht in allen Ländern gleich ist: In Frankreich etwa sind Zäpfchen sehr beliebt. In Großbritannien dagegen bewegt sich ein Arzt, der ein Zäpfchen verabreicht, im Grenzbereich des sexuellen Missbrauchs. In Deutschland will man Spritzen. Und sie wirken tatsächlich – sehr viel stärker jedenfalls als das gleiche Medikament in anderer Form.

Kaum ein Arzt wird wirkliche Placebospritzen ohne jeden Wirkstoff verabreichen, schon gar nicht im Notdienst, wenn er die Patienten nicht kennt. Aber zwei Indizien für eine erhebliche Placebokomponente der „normalen" Schmerzspritze gibt es doch: Die Spritze gegen Rückenschmerzen wird in den Gesäßmuskel injiziert. Und bei vielen Patienten wirkt sie schon nach Sekunden. Allerdings braucht der Wirkstoff sehr viel länger, um ins Gewebe und schließlich ins Blut zu gelangen. Die Erwartung wirkt schneller. Und ein zweites Indiz: Wenn der Arzt von einem „besonders starken Mittel" spricht, wenn er vor Nebenwirkungen warnt, dann scheint die Wirkung allein dadurch verstärkt.

In der Medizin gilt: Wer heilt hat Recht. Und warum soll ein Patient nicht eine Spritze bekommen, wenn sie ihm so gut hilft? Zumal ein hochzufriedener Patient die Praxis verlässt und „seinen" Arzt fortan für einen tollen Doktor hält. Das Problem ist: Er kommt nach ein paar Tagen mit Sicherheit wieder. Immer wieder. Die klassische Konditionierung – gegen Rückenschmerz hilft nur die Spritze – brennt sich unauslöschlich ins Gehirn ein. Und wird kaum jemals wieder verlernt. Der Patient kommt aus dem Teufelskreis dieser Behandlung nicht mehr heraus. Egal ob der lindernde Effekt vor allem durch das Schmerzmittel oder durch die schmerzhafte Injektion oder durch die ärztliche Zuwendung verursacht wird (siehe auch das Kapitel „Rückenschmerz").

Placebos durch die Hintertür

Die Nutzung von Placebos ist längst klinischer Alltag. In einer Befragung von mehreren hundert US-amerikanischen Allgemeinärzten und Rheumatologen zeigte sich, dass die Mediziner regelmäßig Placebos verschreiben – oder auf Medikamente setzen, denen sie eine placeboartige Hauptwirkung unterstellten. Die zwei Fachgruppen waren nicht zufällig ausgesucht worden. Sowohl Allgemeinärzte als auch Rheumatologen haben sehr häufig mit chronischen Schmerzpatienten zu tun – einer für Placeboeffekte empfänglichen Patientengruppe.

Mehr als die Hälfte der befragten Ärzte verschreibt gelegentlich Placebos. Wobei sie meist nicht auf klassische Placebos zurückgreifen – die gibt es etwa in deutschen Apotheken auch gar nicht. Meist werden stattdessen andere Präparate zweckentfremdet. Vor allem Vitamine. Aber auch Antibiotika gegen Infektionen, bei denen Bakterien offensichtlich keine Rolle spielen, sodass die Medikamente medizinisch wirkungslos sind. Äußerst beliebt: die Spritze zur Stärkung des Immunsystems. Meist enthält sie nichts anderes als Vitamine und Mineralien. Wobei die statt in den Gesäßmuskel gespritzt zu werden auch über den Mund aufgenommen werden könnten – Bananen statt Spritzen. Allerdings wirkt die Spritze besser, weil sie wehtut. Und weil sie vom Arzt verabreicht wird und nicht vom Obsthändler.

Echtes Medikament, falsche Wirkung

Placebowirkungen verstecken sich überall – nicht nur in Scheinbehandlungen, auch in jeder anderen Therapie. Wenn schon eine Zuckertablette ohne Wirkstoff oder eine Operation ohne Operation eine messbare Scheinwirkung entfaltet, dann wird das natürlich auch eine wahre Tablette, eine wirkliche Operation tun. Bei jeder Tablette, bei jeder Operation, bei jeder Therapie gibt es einen Placeboanteil. Wie groß ist er bei „normalen" Behandlungen? Es gibt drei Ursachen einer Verbesserung oder gar Heilung einer Krankheit: die Spontanheilung, die eigentliche Wirkung eines Medikaments, einer Operation oder einer anderen Behandlung und schließlich den reinen Placeboeffekt. Wie groß ist deren Anteil? Wissenschaftler haben für die Behandlung der Depression eine Schätzung abgegeben: Ein Viertel der Besserung geht auf das Konto des Medikaments. Ein Viertel auf die spontane Besserung, die auch ohne Arzt und Medikament stattgefunden hätte. Die Hälfte des Erfolgs aber geht auf den Placeboeffekt!

In aller Kürze

Die Placebowirkung ist für einen großen, wahrscheinlich den größten Teil einer Behandlung verantwortlich. Scheinpräparate und auch Scheinoperationen sind erfolgreich, wenn der Patient mit deren Wirkung rechnet.

Nocebo: Angst, Röntgenbilder und falsche Worte machen krank

Ärzte und Krankenschwestern geben den Patienten ständig ungewollt Signale, die verunsichern oder krank machen können. Selbst kerngesunde Patienten, die fest von einer eigenen Krankheit überzeugt sind, können krank werden – etwa weil ihr Immunsystem versagt.

Ein Fall aus der Praxis

Der 26-jährige Derek Adams wollte seinem Leben ein Ende setzen. Seine Freundin hatte ihn verlassen. Er schluckte 29 Kapseln eines Antidepressivums und bekam Todesangst. Nach der massiven Überdosis sackte sein Blutdruck ab, er kam in einem kritischen Zustand in die Klinik und konnte trotz intravenöser Infusionen nicht stabilisiert werden. Sein Zustand wurde lebensbedrohlich.

Die Kapseln hatte er im Rahmen einer Medikamentenstudie bekommen. Wie üblich hatte die Hälfte der Teilnehmer das echte Studienmedikament bekommen, die anderen nur Placebos. Und natürlich wussten die Versuchsteilnehmer nicht, zu welcher Gruppe sie gehörten – die Studie war ordnungsgemäß „verblindet": Um unbewusste Beeinflussungen zu vermeiden, wissen bei solchen Studien meist auch die behandelnden Ärzte nicht, welche ihrer Patienten das wirkliche Medikament und welche das Placebo bekommen. Auch bei Adams war das so. Nach der Einlieferung in die Notfallstation stellte sich aber heraus, dass Adams zur Placebogruppe gehörte. Als er erfuhr, dass er nur ein Scheinpräparat geschluckt hatte, verschwanden seine Beschwerden binnen Kurzem. Der junge Mann war körperlich kerngesund.

Nocebo? Was soll das?

Der geplante Selbstmord von Derek Adams ist ein Klassiker der Noceboforschung. Er zeigt, dass die erwartete Wirkung von Medikamenten nicht nur, wie die bekannten Placebos, heilen, sondern auch krank machen kann. Oder gar töten. Nocebo heißt wörtlich: „Ich schade".

Nocebo ist der logische und zwangsläufige Zwilling des Placebos. Seine Bedeutung in der Medizin dürfte ähnlich sein. Trotzdem ist vielen Ärzten noch nicht einmal der Begriff bekannt. Wer „Placebo" in *Google* eingibt, erhält gut 42 Millionen Antworten. Wer nach „Nocebo" fragt, dagegen nur 979 000. Was der Suchmaschine noch verziehen werden könnte, findet sich aber auch in der Wissenschaft. *Pubmed* ist das internationale Standardverzeichnis für medizinische Publikationen. Auch hier zeigt sich ein groteskes Missverhältnis: Gut 148 000 Veröffentlichungen beschäftigen sich mit dem Placeboeffekt – genau 148 mit dem Noceboeffekt (Stand März 2011). Auf eine Nocebostudie kommen damit 1000 Placebostudien. Mediziner und Wissenschaftler ignorieren die krank machende Seite ihres Handelns.

Wobei es beim Noceboeffekt nicht nur um Leben oder Tod geht, sondern vor allem um den ganz banalen Alltag: um Nebenwirkungen von Medikamenten. Um die gefühlte Wirkung von Handystrahlung. Um chronischen Rückenschmerz. Um Burnout. Oder auch nur um die Wirkung von Tabletten, abhängig von deren Farbe, Form und Größe.

Krankmachende Erwartungen

Der Noceboeffekt ist kein Hirngespinst. Er ist real – und im Gehirn messbar. Es beginnt schon im ganz Kleinen. Ein Beispiel von einer Familienfeier: Ein Gast lässt sich mit einem iPhone die Hand röntgen. Natürlich kann das kleine Handy nicht wirklich röntgen, aber ein sehr schönes Programm lässt tatsächlich Handknochen über den Bildschirm fahren, je nachdem wie man das Handy über die Hand bewegt. Es sieht jedenfalls überzeugend aus. Die Person wird gewarnt, es könne wegen der Röntgenstrahlung auf der Haut etwas warm werden. Und tatsächlich, es werde tatsächlich warm, sagt er. Weil er daran glaubt. Der Mensch ist suggestibel. Auch leichte Schmerzen, Jucken, vielleicht sogar eine Rötung hätte man ihm einreden können.

Wie viel man Menschen einreden kann, ist nur eine Frage des Aufwands, wie einige Studien zeigen. In einer Untersuchung wurden japanische Schüler auf Allergene getestet. Der Versuch bestand einfach darin, den Unterarm mit Blüten oder Blättern der Bäume einzureiben, gegen die die Probanden allergisch waren. Als Kontrolle wurde der andere Arm mit einer vermeintlich unschädlichen Pflanzenart eingerieben.

Wie zu erwarten war, wurde die Haut an dem Arm, der mit dem Allergen eingerieben wurde, binnen Minuten rot und begann zu jucken. An dem anderen Arm passierte in den meisten Fällen nichts. Was die Teilnehmer allerdings nicht wussten: Die Untersucher hatten die Pflanzen vertauscht. Auf der Seite mit dem vermeintlichen Allergen war der unschädliche Stoff – und umgekehrt. Trotzdem reagierten die Teilnehmer zum großen Teil so, wie sie glaubten, reagieren zu müssen. Sie reagierten auf einen unschädlichen Stoff mit einer allergischen Reaktion – und sie reagierten auf das Allergen auf der anderen Seite überhaupt nicht. Ein Einzelfall? Im Gegenteil!

Vor allem, wenn andere es vormachen, reagieren wir. So ließen Wissenschaftler eine Gruppe von Studenten ein völlig ungefährliches Gas einatmen. Sie erklärten den Teilnehmern aber, dass es sich um ein Umweltgift handle. Und dann musste ein Teil der Versuchskaninchen auch noch mitansehen, wie eine junge Frau plötzlich deutliche Beschwerden nach dem Einatmen entwickelte. Was sie nicht wussten: Die Frau war Schauspielerin. Aber ihr Kurzauftritt zeigte Wirkung; ein Teil ihrer Zuschauer hatte anschließend genau die Beschwerden, die die Frau ihnen vorher vorgespielt hatte. Interessant war dabei, dass die suggestiblen Studenten alle weiblich waren.

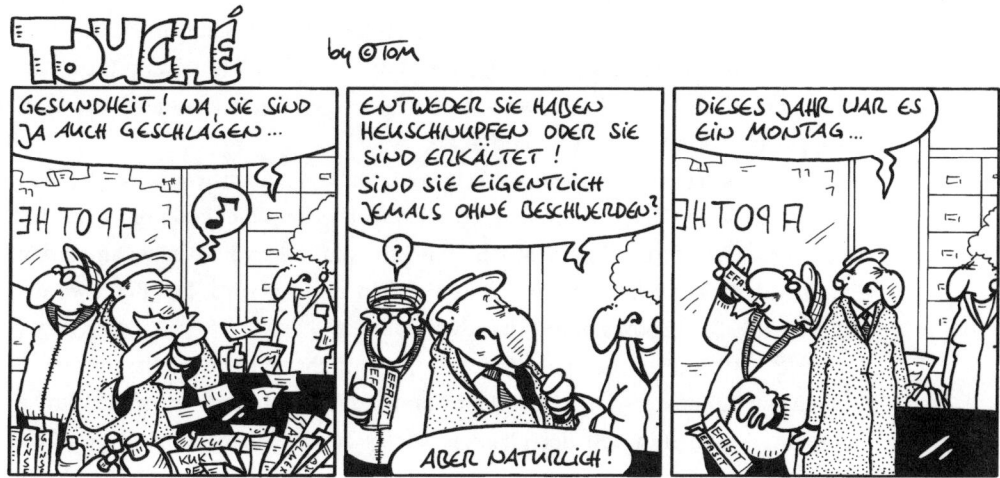

Der Noceboeffekt, die sich selbst erfüllende Erwartung, wirkt in allen Bereichen: Reiseübelkeit etwa stellt sich umso schneller ein, je mehr der Reisende sie erwartet. Eine eigene Erfahrung als Schiffsarzt auf der *Alexander von Humboldt*, dem berühmten Windjammer mit den grünen Segeln, kann das illustrieren. Auf beiden Törns gab es nur eine Krankheit: Reiseübelkeit. Beim ersten Mal gehörte der Schiffsarzt zur ersten Hälfte der Besatzung, die über der Reling hing. Beim zweiten Mal bereits zum ersten Viertel. Die Erwartung allein hat die Krankheit beschleunigt. Sie lässt Reisende oft schon vor den wirklich schlimmen Wellen kapitulieren. Wer wirklich damit rechnet, seekrank zu werden, der übergibt sich schon, bevor es anfängt zu schaukeln.

Laktoseintoleranz – eine moderne Krankheit

Wer sich bewusst und intelligent ernährt, stößt irgendwann auch auf das Problem der Laktoseintoleranz. Der Körper kann dabei den Milchzucker, einen Zweifachzucker, nicht spalten, weil ihm ein entsprechendes Enzym fehlt, die Laktase. Das ist wenig erstaunlich, denn die lebenslange Produktion von Laktase ist eine relativ neue Erfindung der Evolution. Bis vor einigen tausend Jahren konnten nur Säuglinge den Milchzucker spalten; nach dem Abstillen verloren sie diese Fähigkeit. Das hatte vermutlich den Vorteil, dass sie jüngeren Geschwistern an der mütterlichen Brust keine Konkurrenz mehr machen konnten. Möglicherweise wurde das Enzym auch einfach nicht mehr produziert, weil es nicht mehr gebraucht wurde. Irgendwann änderte sich das, aber nicht überall: Noch heute ist Laktase vor allem bei Asiaten im Erwachsenenalter äußerst selten. Aber es sieht so aus, als wäre sie nun auch in Europa und den USA auf dem Rückzug. Immer mehr Menschen leiden unter einer Laktoseintoleranz, achten auf eine laktosefreie Ernährung und bestellen ihren Kaffee mit laktosefreier Milch. Was im Café noch unproblematisch ist, ist im Alltag schon schwieriger: Viele Produkte, vor allem Fertiggerichte, können Laktose enthalten.

Allerdings ist die Unverträglichkeit keine Allergie, auch wenn sie oft damit verwechselt wird. Der Körper reagiert nicht mit einem Generalangriff des Immunsystems sondern schlicht mit Blähungen, weil der Milchzucker unverdaut den Dickdarm erreicht und dort von Bakterien zersetzt wird. Die Beschwerden könnten aber auch ganz andere Ursachen haben.

Ende 2010 wurde eine kleine Studie veröffentlicht, in der die Wissenschaftler einfach nur untersucht hatten, ob laktoseintolerante Patienten wirklich laktoseintolerant waren. Ein Teil der Gruppe war es ausdrücklich nicht – obwohl die Probanden es glaubten. Sie entwickelten bei dem Experiment typische Darmsymptome, obwohl ihnen überhaupt kein Milchzucker (wie angekündigt) sondern Glucose, ein Einfachzucker gegeben worden war. Der aber muss nicht mit Laktase gespalten werden und kann keine Symptome im Darm verursachen. Eigentlich. Die Symptome waren trotzdem da. Die Probanden waren sicher gewesen, dass sie Darmprobleme bekommen würden. So bekamen sie sie auch.

Wie bei Pawlows Hunden

Die Entstehung dieser „gefühlten" Laktoseintoleranz verläuft vermutlich über eine falsche Verknüpfung zweier Erfahrungen, über eine unbeabsichtigte klassische Konditionierung. Wer irgendwann Magen-Darm-Probleme hat, wird sich natürlich Gedanken über deren Ursache machen. Hat er oder sie vorher in einer Zeitschrift, einer Fernsehsendung oder auch nur von Freunden vom Problem der Laktoseintoleranz gehört, wird er überlegen, ob er in den letzten Stunden Milch zu sich genommen hat. Die Antwort lautet mit großer Wahrscheinlichkeit: ja. Beim zweiten Darmgrummeln wird der Verdacht zur Gewissheit, bis er schließlich aus Angst gar keine normale Milch mehr trinkt. Denn schließlich lässt sich der Effekt auch umdrehen: Wer ganz sicher ist, unter einer Laktoseintoleranz zu leiden, der wird auch mit Blähungen und Unwohlsein auf jedes Milchprodukt reagieren – egal ob mit Laktose oder ohne. Und damit seine Erwartung bestätigen. So wie die Studienteilnehmer.

Es lohnt sich offensichtlich, eine oft jahrelange vermeintliche Intoleranz beim Arzt testen zu lassen – denn eine laktosefreie Ernährung ist eine unerfreuliche und lebenslange Einschränkung. Und oft völlig unnötig.

In aller Kürze

Der Noceboeffekt ist genauso wirksam wie der Placeboeffekt: vom Lippenherpes bis zur Reiseübelkeit, von Tablettennebenwirkungen bis zur Laktoseintoleranz. Man vermutet, dass die Erwartung der Nebenwirkung an bis zu 50 Prozent aller Nebenwirkungen Schuld ist.

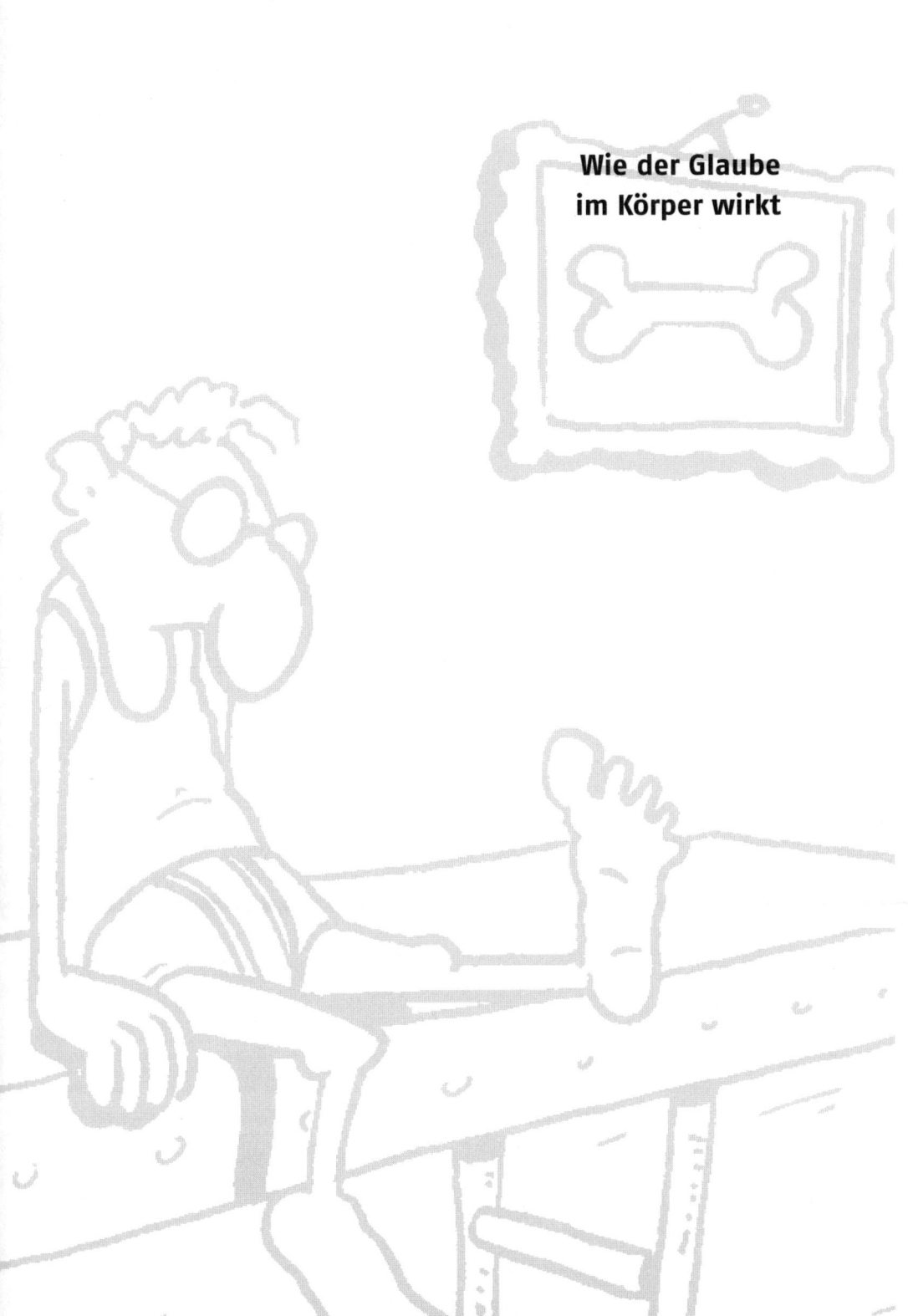

**Wie der Glaube
im Körper wirkt**

Exkurs: Livebilder aus dem Gehirn

Patienten werden mit einer Flut von Röntgen-, CT- oder Kernspin-Bildern ihres Kopfes überschwemmt – ob bei Migräne, Rückenschmerz oder Schwindel. Aber die Aufnahmen sind nicht einfach ein Foto des Gehirns. Sie sind interpretierbar. Und auch fehlinterpretierbar.

Ein Fall aus der Praxis

Dem Probanden wurde seine Aufgabe detailliert erklärt. Er sollte Bilder von Menschen betrachten, die entweder in guter oder in schlechter Stimmung waren. Mit der Untersuchung wollte man feststellen, wo in seinem Gehirn Mitgefühle zu lokalisieren sind, die es ihm ermöglichen, auf fröhliche und auf traurige menschliche Gesichter gezielt zu reagieren. Und das, obwohl der Versuchsteilnehmer eine zusätzliche Schwierigkeit mit menschlichen Gesichtern gehabt haben dürfte – sie werden ihn vermutlich nicht übermäßig interessiert haben, denn er war ein Fisch, genauer: ein Lachs. Und eine zweite Schwierigkeit des Tieres muss erwähnt werden: Es war schon zu Beginn der Studie tot. Was nicht überrascht, weil es vorher im Supermarkt gekauft worden war.

Tatsächlich haben die Wissenschaftler dem toten Lachs die Versuchsanordnung erklärt, ihn anschließend in die Röhre geschoben, ihm Bilder von menschlichen Gesichtern gezeigt und seine Reaktion im Gehirn gemessen. Eine kafkaeske Vorstellung, wie ein Team von Forschern mit einem toten Fisch spricht. Was wie ein komplett unsinniges Experiment überspannter Pseudowissenschaftler klingt, war in Wahrheit eine sehr kluge Studie. Denn die Forscher fanden tatsächlich Signale im Gehirn des toten Lachses und konnten damit scheinbar ein Emotionszentrum lokalisieren. Die Ursache war aber nicht irgendeine Nachtodexistenz des Fisches – sondern schlicht die Tücke der Technik.

Die kernspintomografischen Bilder wurden mit den üblichen computergestützten Auswertungsverfahren analysiert. Aber es ist nicht so, dass man dem Gehirn gleichsam beim Arbeiten direkt zuschauen könnte. Das erste Ergebnis einer jeden Untersuchung in der Röhre ist eine Flut von Daten – ähnlich dem schwarz-weißen Rauschen in einem alten Fernsehapparat, wenn das Antennenkabel gezogen wird. Erst Computerprogramme finden in dem Rauschbild Häufungen, Abweichungen und systematische Veränderungen, die sie dann zu bunten plastischen Bildern des Gehirns verrechnen.

Bei fehlender kritischer Distanz zur Technik kann dann plötzlich ein toter Lachs glückliche von unglücklichen Menschen unterscheiden. So wie eine Untertasse voller Kaffeesatz einen tiefen Blick in die Zukunft erlaubt. Wenn man nur lange genug draufschaut.

Dem Hirn beim Denken zusehen?

Der Blick ins menschliche Gehirn hat in der letzten Zeit immer beeindruckendere Bilder geliefert. Und ist gleichzeitig Grundlage der modernen Placebo- und Noceboforschung geworden. Immer wieder wurden spezifische Areale identifiziert, die bei bestimmten Tätigkeiten aktiv wurden. Die bizarrste Schlagzeile nach einer solchen Studie: Gott sitzt im rechten Schläfenlappen. Probanden sollten, während sie in der Röhre lagen, an religiöse Dinge denken. Und prompt sprang das entsprechende Zentrum in der rechten Gehirnhälfte an. Andere Hirnzentren lassen sich identifizieren, wenn man Testpersonen mit Angstschreien konfrontiert, mit guten oder schlechten Erinnerungen, mit Schmerzen jeder Art. Ständig werden neue und immer skurrilere Versuche gemacht. Ganz unerschrockene Probanden gingen so weit, Sex in der Röhre zu praktizieren – unter den Augen der Versuchsleiter und der Apparate. Vor wenigen Wochen wurde sogar eine Geburt in Kernspin gefilmt. Der Mensch wird durchleuchtet – und sein Gehirn in nie gekannter Genauigkeit vermessen.

Aber sind es wirklich objektive Abbildungen des Gehirns, die schließlich in Fachmagazinen und in Zeitschriften veröffentlich werden? Im März 2011 wurde eine Untersuchung veröffentlicht, die die Skepsis der US-amerikanischen „Lachsforscher" unterstreicht: Allein durch den Einsatz unterschiedlicher Computerfilter in der Analyse der Kernspinbilder werden bestimmte Hirnbereiche entweder als aktiviert oder als nicht aktiviert dargestellt. Bösartig formuliert: Ein Forscher kann so lange an den Einstellungen herumdrehen, bis er ein Ergebnis bekommt, das zu seiner Versuchshypothese passt. Man könnte Gott mit dem richtigen Filter möglicherweise auch in einen anderen Hirnbereich verbannen. Trotzdem: Bei kluger Anwendung sind die neuen Aufnahmetechniken für Hirnforscher ein Traum. Aber was sieht man auf den Bildern überhaupt?

1500 Gramm Nervenzellen

Das Gehirn ist ein Hochleistungsorgan. Es wiegt nur eineinhalb Kilogramm, also etwa zwei Prozent der gesamten Körpermasse – bei schlanken Menschen ist der relative Anteil sogar noch erheblich größer. Aber es verbraucht 20 Prozent des Sauerstoffs und sogar 25 Prozent des Traubenzuckers (Glucose), die im Körper verbrannt wird, zehnmal mehr, als es seinem Gewichtsanteil entspräche. Denken

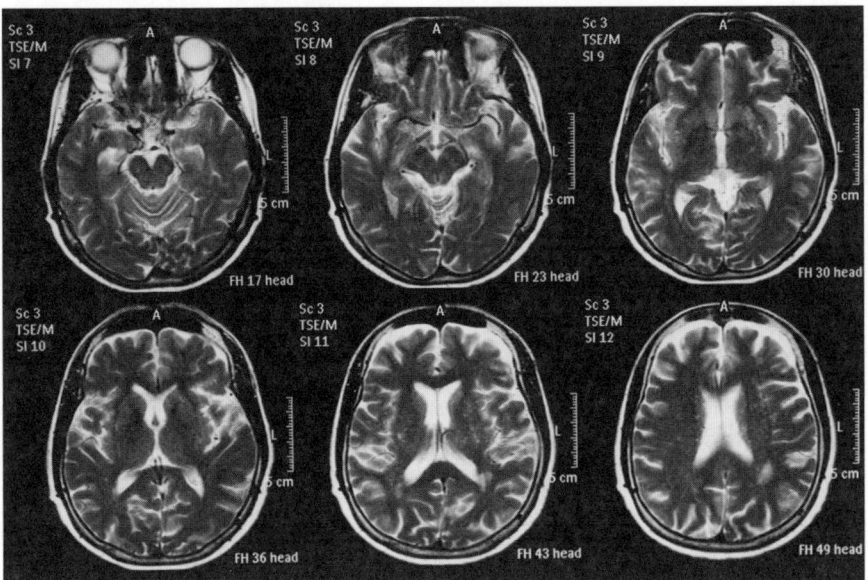

Das Gehirn: *100 Milliarden Neuronen kommunizieren bis zu eine Billiarde Nervenverbindungen miteinander – beim Wachsein wie auch im Schlaf. Ein ständiger Umbau des Netzwerks speichert neue Erinnerungen, Wissen und Einschätzungen. Hier werden Angst, Erregung, Liebe, Schmerz und Geborgenheit wahrgenommen. Oder selbst produziert. Denn die Gefühle sind nicht einfach Abbild der Außenwelt. Das Hirn entscheidet, ob glühende Kohlen fürchterlich wehtun – oder überhaupt nicht. Das Hirn entscheidet, ob eine wirkstofffreie Tablette krank macht – oder heilt. Das Hirn entscheidet, ob eine Blumenwiese einen Asthmaanfall auslöst – oder Frühlingsgefühle. Hier entsteht der Placeboeffekt. Und hier entsteht sein krankmachendes Gegenteil: Nocebo.*

ist offensichtlich aufwendig. Der hohe Energieumsatz ist gleichzeitig auch das Fenster, durch das die Wissenschaft dem Gehirn zuschauen kann. Wird ein Teil des Gehirns aktiv, vergrößert sich lokal der Verbrauch von Glucose und parallel verstärkt sich dort die Durchblutung.

Am einfachsten konnte man diesen Zusammenhang an der Stelle beobachten, wo willkürliche Bewegungen von Armen oder Beinen abgebildet wurden: in der motorischen Hirnrinde, einem Bereich, der sich wie ein schmaler Streifen an der Oberfläche des Gehirns von einem Ohr zum anderen zieht. Hier wurde schnell klar, dass etwa ein bestimmter Punkt der Hirnrinde für die Bewegung des Endgliedes des kleinen linken Fingers zuständig ist. Allerdings liegen die zuständigen Areale jeweils auf der gegenüberliegenden Seite: Die linke Hirnseite steuert die Bewegungen der rechten Körperhälfte – und umgekehrt.

Die motorische Rinde ist auch insofern reizvoll, als sich hier eine Art Männchen, ein Homunkulus, abbilden lässt: Wenn man misst, welche Hirnzellen für welche Körperteile zuständig sind, findet man zwei halbe Männchen – jeweils in der rechten und linken Hirnhälfte. Sie sehen aber merkwürdig verzerrt aus; sie haben ein großes Gesicht, aber ein kleines Becken. Die Ursache liegt in der Funktion: Große Muskeln, die keine präzisen Bewegungen durchführen müssen, wie etwa die Gesäßmuskulatur, haben nur relativ kleine für sie zuständige Hirnareale. Kleine Muskeln, die sich überaus präzise bewegen müssen, wie etwa die Muskeln der Finger oder auch der Augen, werden durch große Hirnareale repräsentiert und gesteuert. Der sogenannte Homunkulus, den man im Gehirn streng nach seiner Funktion abbilden kann, hat sehr kleine Oberschenkel und Gesäßmuskeln, aber sehr große Hände und Lippen. Und der Homunkulus kann sich bei Bedarf auch verändern. Wird etwa ein Finger amputiert, verliert dieser Teil der Hirnrinde seine Funktion. Er kann kleiner werden. Aber er kann auch sinnlose Schmerzsignale produzieren, etwa beim Phantomschmerz (siehe auch das Kapitel „Rückenschmerz").

PET – wie lang ist ein Gedanke?

Um die Hirnaktivität abzubilden, gibt es mehrere Untersuchungstechniken. Die Positronen-Emissions-Tomografie (siehe Infokasten) hat – neben dem großen Aufwand – zwei entscheidende Nachteile: die räumliche und die zeitliche Auflösung. Räumlich hat ein Bildpunkt etwa drei Millimeter Kantenlänge. Das klingt nach Präzision. Allerdings enthält ein Würfel dieser Kantenlänge knapp drei Millionen Nervenzellen.

Das Problem ist, dass nicht die Aktivität einer einzelnen Zelle durch dieses Verfahren gemessen wird, sondern der Mittelwert von Millionen von Zellen. Wer also behauptet, er sehe dem Gehirn beim Denken zu, muss akzeptieren, dass er in Wirklichkeit nur schaut, ob mehrere Millionen Nervenzellen an einer bestimmten Stelle zu einem bestimmten Zeitpunkt im Durchschnitt mehr Aktivität entfalten als eine vergleichbare Menge von Zellen anderswo.

Die zweite Einschränkung ist noch relevanter: Um ein Signal zu bekommen, muss im PET eine Aktivität minutenlang anhalten. Das ist bei der Analyse von Schmerzverarbeitungen möglicherweise unproblematisch, wenn man den Probanden entsprechend lange Schmerzreize zumutet. Anders sieht es bei Gedankenexperimenten aus, die unter Neurowissenschaftlern ebenfalls sehr beliebt sind. Die Frage ist nur: Wie lang ist ein Gedanke? Kann man überhaupt vier Minuten oder gar länger an einem einzigen Gedanken festhalten? Oder schweifen die Gedanken in Wirklichkeit nicht schon nach Sekundenbruchteilen ab?

PET

Bei der so genannten Positronen-Emissions-Tomografie, kurz: PET, wird radioaktiv markierte Glucose in eine Vene des Probanden gespritzt. Nach kurzer Zeit ist der Zucker im Gehirn und strahlt dort messbare Gammastrahlen ab. Das Gehirn wird nun mit hochempfindlichen Scannern abgetastet. Je aktiver die entsprechende Hirnregion ist, je mehr Zucker in ihr verbraucht wird, desto mehr Gammastrahlung lässt sich in dieser Region messen. Es entstehen grobe Pixelbilder, die an Mosaike erinnern.

fMRI

Die funktionelle Kernspintomografie, kurz: fMRI, basiert auf der normalen Kernspintomografie, die mittlerweile als strahlenfreie Alternative zur Computertomografie auch im klinischen Alltag immer beliebter wird. Während im Computertomogramm, kurz: CT, der Körper mit Röntgenstrahlen durchleuchtet wird, um anschließend in drei Dimensionen abgebildet zu werden, kommt die Kernspintomografie ohne Strahlen aus. Sie nutzt die Tatsache, dass Wassermoleküle sich in einem extrem starken Magnetfeld gleichförmig ausrichten lassen und beim Zurückfallen in ihre Ursprungsposition ein charakteristisches Signal abgeben. Diese Signale werden anschließend im Computer wiederum zu einem dreidimensionalen Bild des Gehirns (oder entsprechend eines anderen Körperteils) verrechnet.

fMRI

Die Alternative ist die funktionelle Kernspintomografie, kurz fMRI (siehe Infokasten). Der Nachteil: Das Gerät ist eng und laut. Die Patienten müssen in einer engen Röhre liegen und hören laut tackernde Geräusche – was die Konzentration stark beeinträchtigen kann. Die funktionelle Kernspintomografie misst in aktiveren Hirnregionen den verstärkten Sauerstofffluss.

Der entscheidende Vorteil: Das räumliche und das zeitliche Fenster sind ausgesprochen eng. So kann die Methode bereits einen Würfel von nur einem Millimeter Kantenlänge abbilden – sehr viel genauer als die alternative PET. Und auch zeitlich ist sie der PET überlegen: Etwa vier Sekunden werden für eine Abbildung gebraucht. Das kommt dem Gedanken, einen Gedanken im Gehirn erkennen zu können, schon näher.

Nicht nur Zellen, sondern Kabelbäume

Unser Gehirn besteht aus knapp 100 Milliarden Nervenzellen. In Zahlen: 100 000 000 000 Neuronen. Das Geheimnis seiner enormen Leistungsfähigkeit, vor allem seiner Wandlungsfähigkeit sind aber die Verbindungen zwischen diesen Zellen. Jede einzelne von ihnen hat bis zu 10 000 Verbindungen zu anderen Neuronen. Auch wenn die Nervenzellen selbst nur sehr klein sind, können diese Verbindungskabel meterlang sein. Eine Billiarde Verbindungen bilden das charakteristische Muster eines jeden Gehirns. 1 000 000 000 000 000 Verbindungen, die ständig umgebaut werden. Sie sind es, die Erinnerungen speichern, Erfahrungen abrufbar machen, Wissen ablegen. Sie sind es, die aus den 100 Milliarden Nervenzellen Netze formen.

Und in diesem gigantischen Netz legt das Gehirn Erinnerungen ab. Das Prinzip klingt einfach: Werden 100 Nervenzellen häufig gleichzeitig aktiviert, dann werden die Verbindungen zwischen ihnen sehr viel durchgängiger. Nach einiger Zeit reicht es aus, nur noch 50 dieser Zellen zu aktivieren – die engen Verbindungen führen dann dazu, dass auch die übrigen 50 mitaktiviert werden. Wie bei einer Telefonkette werden alle 100 Zellen des Netzes informiert. Die Gesamterinnerung entsteht, obwohl nur noch Teile von ihr direkt aktiviert wurden. Ein Gesicht etwa wird erinnert, obwohl nur die obere Hälfte von ihm auf einem Foto sichtbar war. Oder man erinnert sich an eine Person, sobald man nur ihre Stimme hört. Oder an ein Ereignis, weil ein bestimmter Duft in der Luft liegt. Das Gehirn baut die Verbindungen zwischen den Nervenzellen ständig um und bildet so Gedächtnis. Übrigens in jedem Alter.

Keine exklusive Schalke-Nervenzelle

Es gibt keine Schalke-04-Nervenzelle. Keine, die spezifisch beim Anblick der eigenen Großmutter aktiv wird. Keine, die etwa auf den Anblick der Bundeskanzlerin reagiert. Das Gehirn funktioniert anders. Es zerlegt jede Information in kleinste Einheiten. Wie bei einem Mosaik wird erst aus kleinsten Informationssteinchen die gesamte Information. Es gibt Zellen, die spezifisch auf einen Hell-Dunkel-Kontrast reagieren – aber nur dann, wenn die Linie dieses Kontrastes genau senkrecht verläuft. Andere Nervenzellen reagieren nur, wenn diese Linie um wenige Grad nach links gekippt ist. Und so weiter.

So wird etwa der Anblick eines Gesichts in Hunderttausende von Informationseinheiten zerlegt – und aktiviert im Gehirn gleichzeitig Hunderttausende von Nervenzellen. Aber diese Zellen sind nicht exklusiv. Ein großer Teil der gleichen Hirnzellen wird auch aktiv, wenn es sich um ein anderes, ähnliches Gesicht handelt. Oder nur um etwas Ovales. Und so wird von den Hunderttausenden von Zellen, die beim Anblick des Schalke-Logos aktiviert werden, ein großer Teil auch dann aktiv, wenn der Betrachter widerwillig das Emblem des Konkurrenzvereins Borussia Dortmund sieht.

Exklusiv ist nicht die einzelne Nervenzelle, sondern das Gesamtnetz, das gleichzeitig aktiviert wird. Und so lässt sich auch erklären, dass ein Gehirn universell ist: Es speichert wahlweise Sinfonien oder das optimale Bewegungsmuster beim Stabhochsprung, es erlernt zahlreiche Fremdsprachen, Hunderte von Düften oder die Zahl Pi auf 1000 Stellen hinter dem Komma. Das Hirn ist nicht spezialisiert, es kann alles.

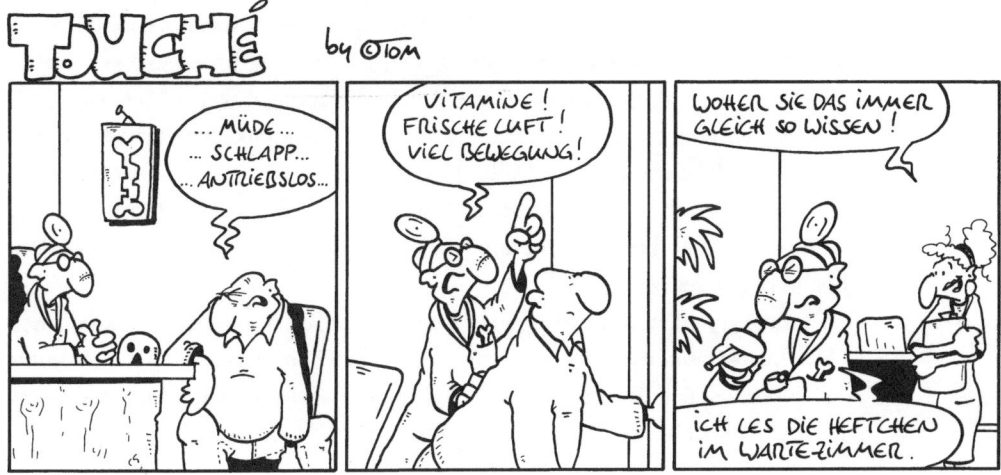

Unbegrenzter Speicherplatz

Und es hat keine Obergrenze: Im Gegensatz zur Festplatte eines Computers gibt es beim Gehirn keine begrenzte Speicherkapazität – auch wenn immer mal wieder Zahlen kursieren, die den menschlichen Speicher auf etwa zwei Petabyte (zwei Millionen Gigabyte) schätzen. Aber es gibt keine Grenze, im Gegenteil: Da jede neue Erinnerung an die Strukturen andockt, die von alten Erinnerungen schon aufgebaut worden sind, wird Lernen immer leichter. Eine neue Fremdsprache etwa nutzt Strukturen, die durch andere Fremdsprachen schon existieren. Die unangenehme Erfahrung, dass nichts mehr in den Kopf hineinzupassen scheint, hat eher mit dem Stress und der Schlaflosigkeit einer Prüfungssituation zu tun: Das Gehirn braucht zum Lernen einen mittleren Grad von Entspannung – extremer Stress kann Erinnerungen sogar löschen. Und das Hirn braucht Schlaf: Im Traum werden Lerninhalte ständig wiederholt, bis sie schließlich fest abgelegt werden.

Wir leben in der Vergangenheit

Aber nur einen Bruchteil der verarbeiteten Informationen bemerken wir, das bewusste „Ich", überhaupt. Der größte Teil wird verarbeitet, ohne ins Bewusstsein zu gelangen. Wobei die Entscheidung, was wichtig genug ist, um bemerkt zu werden, äußerst komplex ist. Wer schläft, wird weder das regelmäßige Ticken des vertrauten Weckers bewusst wahrnehmen noch das Rauschen des Flusses vor dem Fenster (oder der Autobahn, je nach Wohnort). Er wird aber sofort wach, wenn ein ungewohntes Geräusch eine Gefahr signalisiert, etwa das Klicken einer Tür oder eine fremde Stimme. Mehr noch: Menschen werden plötzlich wach, wenn das gewohnte Dauergeräusch wie Fluss oder Autobahn plötzlich nicht mehr zu hören ist.

Diese Unterscheidung in „wichtig" und „unwichtig", die Entscheidung, ob Informationen ins Bewusstsein gelangen müssen oder unterbewusst bleiben können, ist hochkomplex – und extrem zeitaufwendig. Zwar schießen Signale mit Geschwindigkeiten von mehreren hundert Stundenkilometern durch den Körper, zwar brauchen sie nur Millisekunden, um vom Zeh ins Gehirn zu gelangen, höhere Verarbeitungsprozesse aber brauchen viel Zeit. Ungefähr eine halbe Sekunde dauert es, bis ein Sinneseindruck im Bewusstsein angekommen ist. Wir leben in der Vergangenheit!

Damit es nicht zu Katastrophen kommt, gibt es Kurzschlüsse: Wer auf die heiße Herdplatte fasst, wird sofort die Hand zurückziehen, und erst danach, wenn er den Schmerz spürt, überrascht sein, dass er die Hand schon zurückgezogen hat. Das Bewusstsein hinkt hinterher – um eine halbe Sekunde.

Der Blick in die Zukunft

Das führt aber dazu, dass sich im Gehirn Aktivitäten nachweisen lassen, die dem Probanden noch gar nicht bewusst sind. Es lässt sich eine Art Vorbereitungspotential nachweisen, bevor der Proband sich bewusst entschlossen hat, eine Handlung durchzuführen. Die Vorbereitung etwa auf den Griff an eine Kaffeetasse kommt früher als der bewusste Wille, diese Handbewegung ausführen zu wollen. Was in der Folge gern als Widerlegung des freien Willens gedeutet wurde – immerhin wollte die Testperson die Hand ja noch gar nicht bewegen. Zumindest war es ihr noch nicht bewusst. Aber das Spannungsfeld zwischen Bewusstsein und Unbewusstsein ist komplexer. Entscheidungen werden getroffen und dann erst ins Bewusstsein transferiert. Trotzdem können sie freie sein.

Linkes, rechtes Gehirn

In einer Zeit, in der moderne Epilepsiebehandlung noch ein Traum war, entschlossen sich Ärzte bei schwersten Epileptikern zu einem sehr radikalen Schnitt:

Sie durchtrennten den Balken, die zentimeterdicke Verbindung zwischen den beiden Hirnhälften. Das hatte den gewünschten Effekt, dass ein epileptischer Anfall sich nicht mehr über die Mittellinie auf das gesamte Gehirn ausbreiten konnte. Die Schwere der Anfälle ließ deutlich nach. Es hatte aber auch ganz andere, unerwartete Effekte: Ein Patient handelte plötzlich anders, je nachdem ob er mit der linken oder der rechten Hand agierte. Griff er etwa mit rechts in den Kleiderschrank, entschied er sich für eine dem Wetter angemessene Regenjacke; griff er aber mit der linken Hand zu, entschied er sich eher für modische Kleidung. Der Grund: Die Hände (wie auch die Beine) werden von der jeweils gegenüberliegenden Hirnhälfte gesteuert. Kein Problem, wenn die beiden Hälften in einem permanenten Informationsaustausch liegen und sich abstimmen. Ein Riesenproblem, wenn ihnen diese Möglichkeit genommen wird, weil ihr Kommunikationskanal, der Balken, durchtrennt wurde.

Plötzlich zeigte sich, dass der Mensch zwei Gehirne in einem Kopf hat. Sie sind beide vollwertige Organe, haben beide eine fast spiegelidentische Aufteilung, stehen beide in Konkurrenz zueinander. Man ging lange von einer konsequenten Aufgabenverteilung aus: linkes Gehirn – Rationalität, mathematisches, logisches Denken; rechtes Gehirn – Emotionalität, musisches, künstlerisches Empfinden. So eindeutig ist es nicht. Aber die Präferenzen sind tatsächlich unterschiedlich. Wir haben zwei Gehirne in unserem Kopf, zwei unterschiedliche Persönlichkeiten.

In aller Kürze
Das Gehirn bildet die Wirklichkeit nicht objektiv ab – es erschafft ein Abbild. Ein Netz aus Milliarden von Zellen mit einer Billiarde von Verbindungen untereinander verarbeitet und speichert Informationen. Dabei ist der Speicher nie voll – im Gegenteil: Je mehr wir wissen, desto leichter lässt sich noch mehr lernen.

Nicht eingebildet, sondern echt:
wie Placebos und Wunderheilungen funktionieren

Die Wirkung von Scheinpräparaten kann man im Gehirn selbst messen. Sie verändern den Stoffwechsel und lindern Schmerzen – und mehr.

Ein Fall aus der Praxis

Olympia 1999 im Labor: Die Disziplin ist eher ungewöhnlich; die Teilnehmer müssen einen Gummiball drücken, so oft wie möglich. Es wird aber ein bisschen schwerer, denn gleichzeitig wird der Oberarm durch eine Manschette zusammengedrückt, wie beim Blutdruckmessen. So ist der Arm für die Dauer des Wettbewerbs von der Blutversorgung abgeschnitten. Das macht die Übung schwer – und nach kurzer Zeit ausgesprochen schmerzhaft. Aber es geht um etwas ganz anderes: Einige der Mannschaften sind gedopt, und zwar mit hochwirksamen Schmerzmitteln. Sie haben Spritzen mit Morphium bekommen – zwei und eine Woche vor dem Wettbewerb.

Und dann, am Tag des Wettdrückens selbst, werden die Teilnehmer in drei Gruppen geteilt: Gruppe eins erhält keine weitere Spritze. Gruppe zwei bekommt eine Spritze, die wiederum angeblich Morphium enthält, in Wirklichkeit aber ohne Wirkstoff ist. Und Gruppe drei bekommt ebenfalls eine Scheinspritze – zusätzlich aber ein Mittel, das die Wirkung des Morphiums, von dem die Probanden nur glauben, es bekommen zu haben, im Gehirn selbst unterdrückt. Morphium selbst erhält keiner der Teilnehmer.

Das Ergebnis des Wettbewerbs, bei dem es nicht um Fitness ging, sondern ausschließlich darum, Schmerzen auszuhalten: Die Teilnehmer der Gruppe zwei hielten die Schmerzen deutlich länger aus als alle anderen Teilnehmer. Obwohl sie nur glaubten, Morphium bekommen zu haben. Also hatten die Wissenschaftler ihre Studienteilnehmer offensichtlich erfolgreich gedopt, wenn auch nur zum Schein. Wer keine Schmerzen spürt, kann im Wettkampf – egal ob Kampf-, Ausdauer- oder Sprintsport – sehr viel näher an seine Grenzen gehen. Schmerzmittel sind deshalb im Wettkampf selbst verboten, außerhalb der Wettkämpfe aber erlaubt. Wer wollte Sportlern schon im Alltag Schmerzen zumuten? Die Manipulation war erfolgreich – sie wäre auch bei richtigen Wettkämpfen legal gewesen. Zwar glaubten die „Sportler", Morphium im Blut zu haben, aber es war nur ihre Einbildung – nachweisbar war nichts. Und das erstaunlichste Ergebnis: Sogar die Scheinwirkung ließ sich, wie „echtes" Morphium, durch ein Gegenmittel unterdrücken.

Das perfekte Doping? Sportler, die sich zur Leistungssteigerung manipulieren lassen, gibt es nicht nur bei der Tour de France. Trainer und Ärzte, die ihnen ein nicht nachweisbares, aber hochwirksames Wundermittel versprechen, auch. Placebo-Doping ist eine perfekte Methode ohne gravierende Nebenwirkungen und nicht einmal illegal – und niemand kann ausschließen, dass sie schon längst angewandt wird.

Hirneigene Schmerztherapie

Wie funktioniert das? Warum steigert ein eingebildetes Schmerzmittel die Leistung der Sportler? Und warum lässt sich die Einbildung durch ein zweites Medikament unterdrücken? Und das, obwohl die Probanden davon gar nichts wussten? Die Antworten sind erstaunlich einfach: Das Gehirn produziert sich seine Schmerzmittel selbst.

Am Anfang stand die Frage, warum Morphium überhaupt so effektiv Schmerzen stillen kann. Es stellte sich heraus, dass das Gehirn sehr spezielle Rezeptoren besitzt, die eigens auf Morphium reagieren. Wie ein Schlüssel nur in ein einziges Schloss passt, so passt Morphium in genau diese Schmerzrezeptoren – und wirkt dann sehr effektiv schmerzlindernd. Warum aber gibt es Rezeptoren für einen Stoff, den man von außen künstlich zuführen muss? Woher wusste das Gehirn, dass es „da draußen" Morphium gibt und dass der Mensch es irgendwann künstlich zuführen würde? Die Antwort ist einfach: Weil es einen zweiten Schlüssel gibt. Das Gehirn produziert sein eigenes Morphium, und das ist dem pflanzlichen Morphium zufällig so ähnlich, dass es denselben Rezeptor im Gehirn besetzt.

Nachdem klar war, dass das Gehirn sein eigenes Schmerzmittel produziert, war auch klar, woher die bei zahlreichen Schmerzstudien festgestellte, scheinbar eingebildete Schmerzreduktion kam: Sie war nicht eingebildet, sondern genauso real wie die echte Linderung. Sie funktionierte über dieselben Rezeptoren. Nur kam der Wirkstoff von innen, aus dem Gehirn selbst.

Das Spiel mit den Schmerzen

In einem Experiment im US-amerikanischen Ann Arbor wurden 14 jungen Männern Schmerzen zugefügt. Gleichzeitig bekamen sie ein neues Wundermedikament, das diese Schmerzen mehr oder weniger unterdrücken sollte. Obwohl es nur ein Scheinmedikament war, tat es das auch: Die Männer waren nicht schmerzfrei, aber die wahrgenommenen Schmerzen wurden doch deutlich gelindert. Da die Männer gleichzeitig in einem Hirnscanner lagen, konnte man auch beobachten, was im Gehirn der Versuchsteilnehmer passierte: Es produzierte messbar erhöhte Mengen von Endorphinen und behandelte sich damit selbst. Und genau wie das Morphium von außen lässt sich auch endogenes Morphium, die sogenannten Endorphine, durch Medikamente unterdrücken. Dazu muss der Rezeptor im Gehirn nur blockiert werden. Dann ist es egal, ob Morphium von außen oder Endorphine von innen gebildet werden – beide finden an dem Schmerzrezeptor keinen Platz mehr.

Naloxon ist ein Medikament, das als sogenannter Opioid-Antagonist einge-setzt wird. Es bindet an die entsprechenden Rezeptoren – und verhindert so die Wirkung von Opiaten. Genau so lief es auch bei den „Olympioniken": Obwohl ihr Gehirn eigene Schmerzmittel produzierte, konnten die nur bei den Teilneh-mern wirken, bei denen die entsprechenden Rezeptoren nicht blockiert waren. In der zweiten Gruppe, der unbemerkt Naloxon gespritzt worden war, wirkten sie nicht – völlig unabhängig davon, dass die Teilnehmer von dem Wirkstoff nichts wussten.

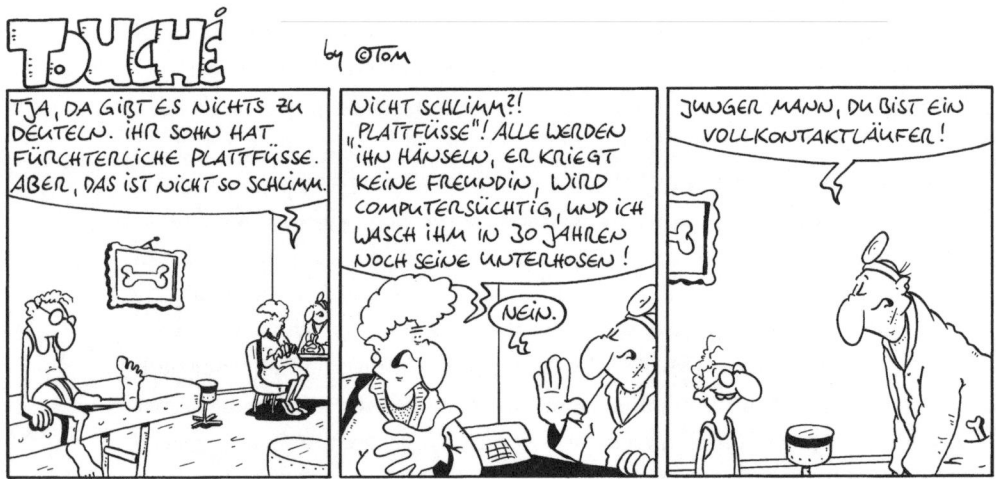

Typisch Frau, typisch Mann?

Gibt es eine Placebo-Persönlichkeit? Lassen sich bestimmte Typen eher mani-pulieren als andere? Eher die Intelligenteren oder genau die eher nicht? Eher die Alten? Eher Frauen? Eher die Anhänger der Alternativmedizin? Oder gerade die nicht?

Es gibt keine erkennbare Struktur. Auch Ärzte sind manipulierbar, wenn sie zu Patienten werden (nicht wenige sogar deutlich mehr). Typische Persönlich-keiten gibt es also nicht, trotzdem kann man vorhersagen, ob eine Person eher auf Placebobehandlungen reagiert oder eher nicht. Einen Hinweis darauf haben Forscher in einem Placebo-Schmerzexperiment gefunden. Sie hatten die Teilnehmer vorher gefragt, ob sie eine Linderung durch das vermeintliche Schmerzmittel erwarten würden und wenn ja, wie stark. Tatsächlich entsprach die Wirkung schließlich sehr gut der Erwartung.

Nicht nur Schmerzen ...

Der klassische Bereich der Placeboforschung ist die Schmerztherapie. Aber sie geht weit darüber hinaus: Ein eher überraschender Wirkbereich ist die Parkinson'sche Krankheit.

Die Ursachen der Krankheit wurden 1817 von James Parkinson erkannt. In dem Aufsatz: „Ein Essay über die Schüttellähmung" beschreibt er schon im Titel zwei der drei entscheidenden Krankheitsbilder. Heute spricht man von Rigor (Steifheit), Tremor (Zittern) und Akinese (die Unfähigkeit, „in Gang zu kommen"). Auch die Ursache ist bekannt: Ein bestimmter Zelltyp in der sogenannten Schwarzen Substanz im Gehirn degeneriert. Normalerweise produzieren diese Zellen den Botenstoff Dopamin. Da das System Reserven hat, fällt dieser Zellabbau lange nicht auf. Erst wenn ungefähr 70 Prozent der Zellen abgestorben sind, fehlt so viel Dopamin, dass die Symptome langsam sichtbar werden. Wobei nicht vorhersehbar ist, welches Symptom als Erstes auftritt und ob im weiteren Verlauf ein Vollbild der Krankheit mit allen Symptomen entsteht.

Die Parkinson'sche Krankheit scheint ein Musterbeispiel einer klaren Ursache-Wirkungs-Krankheit zu sein: Bestimmte Zellen sterben ab, Dopamin fehlt, die Krankheit bricht aus. Zumal sie sich auch nach diesem Prinzip behandeln lässt: Gibt man dem Patienten L-Dopa (eine Dopaminvorstufe, die nur in dieser Form über den Magen ins Blut und schließlich ins Gehirn transportiert wird), dann lindern sich die Symptome der Krankheit – der Patient kann über Jahre oder gar Jahrzehnte ohne große Einschränkungen leben.

Wenn irgendeine Krankheit in ihrem eindeutigen Wirkungszusammenhang keinen Platz für den Placeboeffekt zu bieten scheint, dann die Parkinson'sche Krankheit. Und doch kann auch hier die Erwartung den Krankheitsverlauf verändern. Mehr noch: Wenn Patienten davon ausgingen, eine hochwirksame Behandlung zu bekommen, in Wirklichkeit aber nur ein Placebo einnahmen, dann steigerte sich die Dopaminproduktion im Gehirn selbst. Und zwar genau in den Regionen, die auch beim Gesunden diesen Botenstoff produzieren. Auch Parkinsonkranke reagieren also auf eine Placebobehandlung.

In aller Kürze

Die Placebowirkung ist mehr als nur ein Gefühl: Wenn eine Schmerz-
linderung durch ein Medikament erwartet wird, stellt das Gehirn selbst
Schmerzmedikamente her. Bei der Parkinson'schen Krankheit kann ein
Placebo im Gehirn Zellen anregen.

Hirn und Nocebo

Stress macht krank – und der schlimmste Stress ist die Angst vor einer schweren Krankheit. Die Angst vor Krebs kann das Immunsystem so schwächen, dass es anfälliger wird gegen Infektionen – oder auch gegen Krebs.

Ein Fall aus der Praxis

Das böse Erwachen kam erst nach seinem Tod: Sam Shoeman war zu gesund zum Sterben. Er hatte einen Lebertumor gehabt, den die Ärzte lange vorher diagnostiziert hatten. Und sie hatten sogar mit ihrer Prognose Recht behalten: Sie hatten ihm noch wenige Monate gegeben und Shoeman starb in dem erwarteten Zeitraum. Doch nicht an seinem Tumor. Der hatte sich überraschend langsam entwickelt, wie sich später in der Obduktion zeigte. Er hatte zum Schluss nur einen Durchmesser von zwei Zentimetern. Und er hatte in anderen Organen auch noch keine Metastasen gebildet. Der Tumor selbst war in diesem Stadium nicht gefährlich, schon gar nicht tödlich.

Aber das wusste Shoeman nicht. Stattdessen glaubte er der Prognose der Ärzte und war überzeugt, todkrank zu sein. Der Tumor bedrohte ihn – „Leberkrebs im Endstadium". Die Medizin ließ ihm keine Hoffnung, die Familie ließ ihm keine Hoffnung – beide hatten Unrecht. Shoeman starb schließlich an seiner Überzeugung, sterben zu müssen. Über den physiologischen Mechanismus kann man spekulieren. Vermutlich versagte sein Immunsystem. Oder sein Herz. Beides sind häufige Ursachen für ungeklärte Todesfälle – wahrscheinlich.

Die reine Panik

Wie erzeugt man panische Angst? Und das bei freiwilligen Testpersonen, denen man den Versuch vorher im Detail erklären muss – und die ihm schließlich zustimmen müssen? Forscher der Uniklinik Essen haben sich den optimalen Versuch ausgedacht: Fallschirmsprünge. Die Freiwilligen wurden als Tandemspringer an einen Profi gegurtet und sprangen dann aus einem Flugzeug – mehr Angst geht nicht! Danach war die Frage: Was macht die Angst mit den Teilnehmern? Wie verändert sie ihr Immunsystem? Um Antworten zu finden, wurde das Blut der Probanden untersucht. Und tatsächlich veränderte der Sprung im Blut einiges: Zunächst verzehnfachte sich der Adrenalinspiegel – der freie Fall wurde offensichtlich wirklich als sehr stressig erlebt (wobei angemerkt werden muss, dass die Teilnehmer natürlich Erstspringer waren). Der gefühlte Adrenalinkick, die Angst beim Sprung, war objektiv messbar. Doch dabei blieb es nicht: Schon nach kürzester Zeit hatte das Immunsystem Killerzellen und Granulozyten aktiviert. Diese zwei Zelltypen sind die erste, noch unspezifische Bastion gegen bedrohliche Eindringlinge. In der Akutphase nach dem Stress waren die Teilnehmer offensichtlich immunologisch optimal geschützt. Stress stimuliert das Immunsystem.

Aber eben nur kurzer Stress. Eine dauerhafte Überlastung bewirkt nach kurzer Zeit das exakte Gegenteil. Das Immunsystem kippt, seine Kräfte bauen ab. Im Blut von Medizinstudenten etwa konnte nachgewiesen werden, dass die Zahl von Killerzellen wie auch eine andere Art unspezifischer Abwehrzellen am Tag des Examens deutlich reduziert war – nach wochen- oder monatelanger stressiger Vorbereitung auf die Prüfung. Die Immunabwehr ist geschwächt.

Stress und Krankheit

Es entspricht der allgemeinen Erfahrung, dass chronisch gestresste Menschen anfälliger für Infektionen sind. Und es gibt Studien, die das belegen: So wurden mehrere hundert Freiwillige gezielt mit Schnupfenviren infiziert. Aber nicht alle wurden auch krank. Die Wahrscheinlichkeit hing stark davon ab, ob sie sich stark unter Druck fühlten oder nicht. Die „Gestressten" erkrankten bis zu fünfmal häufiger als die anderen!

Doch was macht diesen gefährlichen Stress aus? Er ist nicht nur eine vorübergehende Überforderung im Büro oder eine über die Maßen anstrengende Familie. Erst wenn die Belastungsphase lang und die Erholungsphase kurz wird, entsteht Stress. Vor allem dann, wenn der Patient die Situation nicht kontrollieren kann. Auch bei Tieren hängt die Stressintensität unmittelbar damit zusammen, ob sie eine Situation im Griff zu haben glauben: Zwei Versuchstiere etwa bekamen in identischen Käfigen durch Strom genau identische Schmerzreize zugefügt. Der Unterschied bestand nur darin, dass das eine Tier die Schmerzen durch den Druck auf einen Knopf abstellen konnte. Gleichzeitig hörten jeweils auch die Schmerzen des anderen Tieres auf – die Schmerzdauer war exakt die gleiche. Allein das Gefühl der Kontrolle führte bei dem einen Tier zu geringerem Stress, das Gefühl des unkontrollierbaren Ausgeliefertseins bei dem anderen zu höherem Stress. Der Kontrollverlust ist entscheidend.

Die Hoffnung stirbt zuerst

Es ist kaum ein größerer Stress, eine schlimmere Bedrohung denkbar, als eine fatale Diagnose. Der Satz: „Herr Doktor, sagen Sie mir die Wahrheit – ich kann damit umgehen" ist eines der größten Missverständnisse in der Medizin. Fast niemand kann mit einer fatalen Wahrheit ohne Hoffnung umgehen. Auch wenn viele Patienten glauben, dass von ihnen ein solch rationales Verhalten erwartet wird, ist eine falsch verstandene Aufklärung riskant, vor allem wenn sie die Hoffnung nimmt. Die Diagnose einer potenziell tödlichen Krankheit schafft Angst. Diese Angst verändert das Immunsystem. Und ein geschwächtes Immunsystem kann gegen die Krankheit nicht mehr optimal vorgehen.

Es gibt immer noch Ärzte, die fragende Patienten mit verkürzten oder nicht verstandenen statistischen Aussagen versorgen. Ein Patient mit einem Hirntumor mag bei der Erstdiagnose eine mittlere Lebenserwartung von nur sechs Monaten haben. Allerdings ist die Streuung groß – es gibt Patienten, die den Tumor um Jahre überleben.

Nur den Mittelwert zu nennen, ist insofern im Aufklärungsgespräch nicht nur psychologisch falsch, sondern auch statistisch verkürzt. Und es bleibt das Risiko, dass die Mitteilung einer solch fatalen Prognose das Immunsystem so schwächt, dass der Patient tatsächlich schneller stirbt. Statistik kann so zu einer sich selbst erfüllenden Prophezeiung werden.

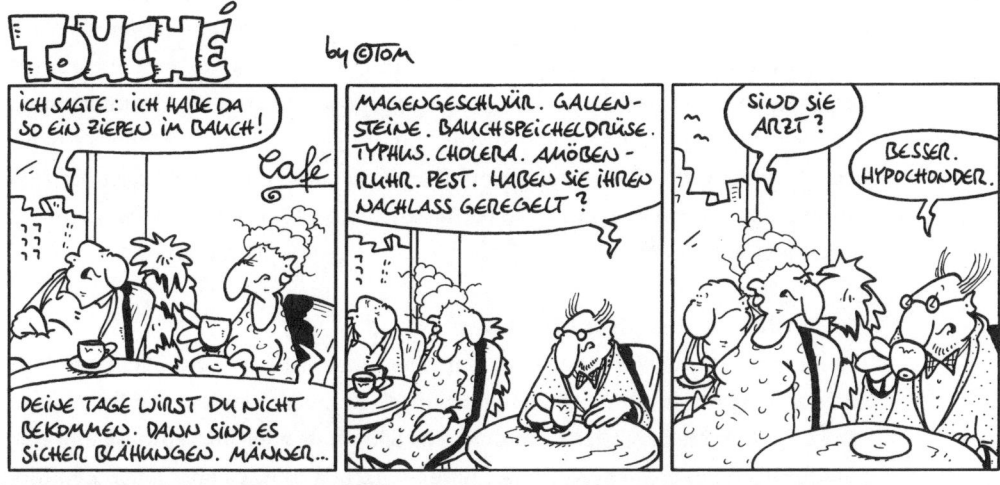

Mit bunten Säften gegen Krebs

Vor mehr als 100 Jahren entdeckte der geniale russische Physiologe Ivan Petrowitsch Pawlow das Prinzip der klassischen Konditionierung. Dazu nutzte er eine denkbar einfache Versuchsanordnung, mit der er Hunde manipulierte: Er maß einfach die Speichelsekretion der Tiere. Es war klar, dass sie beim Fressen vermehrt Speichel produzierten. Es war auch bekannt, dass schon der Anblick des Fressens einen vermehrten Speichelfluss auslöste. Aber Pawlow ging einen kleinen Schritt weiter: Immer wenn die Hunde gefüttert werden sollten, ertönte ein Glöckchen. Es dauerte nicht lange, da hatten die Hunde das Signal so verinnerlicht, dass das Glöckchen allein ausreichte, um die Speichelsekretion anzuregen. Ein natürlicher Reflex war durch einen erlernten Reflex überdeckt worden.

Genau dieses Prinzip – zwei Reize werden über längere Zeit miteinander verknüpft – wird auch in der Erforschung des Immunsystems genutzt. Die Experimente sind allerdings etwas komplizierter als bei Pawlow. Schon vor knapp 30 Jahren haben zwei US-amerikanische Wissenschaftler den entscheidenden Schritt bei Ratten getan: Sie stimulierten das Immunsystem der Tiere, indem sie ihnen Fremdkörper in die Blutbahn spritzten. Dann gaben sie den Tieren ein Medikament, das die Aktivität des Immunsystems herunterfuhr. Gleichzeitig aber gaben sie den Ratten eine künstlich gesüßte Flüssigkeit zu trinken.

Dann passierte zweierlei: Die Tiere reagierten zunehmend widerwillig auf die Flüssigkeit – einfach weil sie mehrfach erleben mussten, dass es ihnen nach dem Trinken schlecht ging. Das war zwar eine Nebenwirkung der Spritze mit dem immunsuppressiven Medikament, aber die Tiere verbanden die Beschwerden mit der Flüssigkeit. Die zweite Reaktion war noch spannender: Wie zu erwarten wurde das Immunsystem durch das Medikament deutlich messbar gebremst. Nach mehreren Durchgängen gelang dies sogar dann, wenn das Medikament gar nicht gespritzt, sondern nur die süße Flüssigkeit gegeben wurde. Das Immunsystem der Tiere war so konditioniert worden, dass es sich selbst durch einen eigentlich völlig neutralen Reiz ausbremste. Durch die süße Flüssigkeit „glaubte" das Immunsystem der Tiere, dass, wie vorher auch, gleichzeitig das Medikament gespritzt worden sei – ein erlernter Reflex wie bei Pawlows Hunden.

Manipulation des Immunsystems

Funktioniert das auch beim Menschen? Die Frage lässt sich vor allem bei Patienten beantworten, die unter Autoimmunerkrankungen leiden. Bei ihnen attackiert ein überreagierendes Immunsystem dauerhaft oder phasenweise einzelne Gewebearten des eigenen Körpers. Diese Menschen müssen über lange Zeit Medikamente einnehmen, die das Immunsystem bremsen – genau die Art von Medikament, mit denen die US-Forscher bei den Ratten experimentiert hatten. Nun wurde versucht, das Medikament, das der Patient ja sowieso einnehmen musste, mit einem sehr charakteristisch schmeckenden Getränk zu verbinden – etwa Lebertran: Immer wenn der Patient sein Medikament bekam, bekam er auch Lebertran.

Schließlich war es möglich, die erforderliche Medikamentendosis zu halbieren – der Patient bekam nur noch jede zweite Dosis. Die anderen Medikamenteneinnahmen wurden durch Lebertran ersetzt. Das Immunsystem reagierte trotzdem, weil es auf die Kombination Medikament-Lebertran konditioniert war. Eine vielversprechende Perspektive, um Medikamente mit starken Nebenwirkungen einzusparen.

Es geht aber auch umgekehrt: Immunreaktionen können so konditioniert werden, dass eine Reaktion ohne jeden objektiven Anlass auftritt. Beispielsweise wurden Testpersonen, die unter einer bestimmten Allergie litten, mit eben diesem Stoff konfrontiert – und bekamen jeweils gleichzeitig eine ungewöhnlich schmeckende Flüssigkeit zu trinken. Nach einiger Zeit reagierten sie nicht nur auf das Allergen (was zu erwarten ist) sondern auch isoliert auf die Flüssigkeit ohne den allergieauslösenden Stoff.

Interessanterweise muss man den Betroffenen oft noch nicht einmal ein Allergen vorgaukeln. So gelang es, Allergiker auf ein Bild einer Frühlingswiese reagieren zu lassen – auf ein Bild! In anderen Fällen reichte die Beschreibung des Allergens – die Betroffenen reagierten auf Worte allergisch!

Herpes durch Ekel

Es geht noch einfacher: Schon ein extremes Ekelgefühl kann etwa Lippenherpes verursachen. Dabei ist Herpes eine Infektionskrankheit. Die Ursache ist einfach: Die meisten Menschen infizieren sich irgendwann in ihrem Leben mit den Herpes-simplex-Viren. Meist bleibt die Infektion selbst ohne jedes Symptom. Aber das Virus bleibt in einer inaktiven Form lebenslang im Körper. Es wird durch ein intaktes Immunsystem in Schach gehalten und macht keine Symptome. Erst wenn das Immunsystem geschwächt ist, haben die Viren die Chance, auszubrechen. Es entstehen die typischen Bläschen an der Lippe. Aber das Immunsystem muss gar nicht durch eine Krankheit geschwächt sein – eine extreme Ekelreaktion reicht oft schon aus.

In aller Kürze
Angst und Stress und sogar Ekel schwächen auf Dauer das Immunsystem – Infektionen und vermutlich Krebs werden wahrscheinlicher. Das Immunsystem lässt sich auch gezielt manipulieren.

Ein Herz und eine Seele

Stress und Angst schlagen aufs Herz, bei Ratten und Baumhörnchen genau wie beim Menschen. Der Noceboeffekt kann direkt wirken – und sehr schnell.

Ein Fall aus der Praxis

„Verdacht auf Herzinfarkt" hieß es über Funk. Ungewöhnlich war nur das Alter des Patienten: Er war 19. Ein als Notarzt ausgebildeter Studienkollege und ich als Beobachter fuhren mit Blaulicht durch Stuttgart. Die Situation war, bis auf das jugendliche Alter, typisch: Der Patient lag auf dem Bett, es war früher Vormittag, er fühlte einen Druck auf der Brust und atmete schnell. Die meisten Herzinfarkte passieren tatsächlich morgens. Ein Druckgefühl im Brustkorb ist sehr viel charakteristischer als Herzschmerzen. Und ein Infarktpatient liegt meistens schon im Bett. Die Reaktion meines Kollegen war überraschend eindeutig: Er gab keine Medikamente. Er gab vor allem auch keinen Sauerstoff. Stattdessen drückte er dem jungen Mann eine Plastiktüte in die Hand: „Atmen Sie in die Tüte – ein und aus." Das tat der junge Mann, und es ging ihm nach wenigen Minuten schon deutlich besser.

Diese Behandlung wäre bei einem Herzinfarkt absurd gewesen: Denn das Herz braucht mehr Sauerstoff, nicht weniger. Aber ein Detail hatte ich übersehen, der Notarzt nicht: Auf dem Nachttisch des jungen Mannes lag ein Brief vom Kreiswehrersatzamt. Ein Einberufungsbefehl. Gerade mit der Post gekommen. Der junge Mann hatte Angst, er hyperventilierte, das heißt, er atmete panisch, schnell und tief. Nach kurzer Zeit verschärfter Atmung stellten sich bedrohliche Symptome ein – von Krämpfen über Schwindel bis zur Bewusstlosigkeit. Auch Herzstechen und Herzstolpern. Die Behandlung ist, ganz im Gegensatz zu der bei Herzinfarkt: langsamer atmen. Hätte man den jungen Mann wie einen Herzinfarktpatienten behandelt, wäre seine Panik sehr viel schlimmer geworden.

Angst schlägt aufs Herz

In der größten aller Langzeitbeobachtungen, der Framingham-Studie, wurde beobachtet, dass eine pessimistische Erwartung allein schon krank machen kann. Oder gar töten. Die Studie selbst ist eine gigantische logistische Leistung: Bereits im Jahr 1948 wurden über 5200 Bewohner des Ortes Framingham untersucht und in die Studie einbezogen. Gut 20 Jahre später wurden deren Kinder ebenfalls rekrutiert. Im Lauf der Jahre wurden an dieser riesigen Gruppe immer weitere Faktoren analysiert, die Herz und Kreislauf beeinflussen könnten. Und einer dieser Faktoren war die schlichte Frage, ob sich die Personen selbst für gefährdet hielten, an einem Herzproblem zu sterben. Der Zusammenhang war überraschend eindeutig: Diejenigen, die sich selbst zu einer Risikogruppe zählten, starben tatsächlich mit einer viermal höheren Wahrscheinlichkeit als diejenigen, für die ihr Herz kein Thema war.

Natürlich darf man in diesem Fall Ursache und Wirkung nicht verwechseln. Gab es Vorerkrankungen? Natürlich wurden die subjektiv gefährdeten Teilnehmer gründlich untersucht, um festzustellen, ob sie nicht wirklich aus irgendeinem Grund besonders gefährdet waren. Nach dem Stand der medizinischen Technik waren sie es nicht. Aber es ist natürlich nicht auszuschließen, dass sie auf irgendeine Weise eine Gefährdung spürten, die technisch einfach noch nicht nachweisbar war. Vielleicht erklärt dieses Phänomen einen Teil der verringerten Lebenserwartung. Doch der Effekt bleibt: Diejenigen, die Angst vor einem Infarkt haben, bekommen ihn deutlich häufiger, als die anderen. Die Erwartung bestimmt den Verlauf.

Auch die Art der Aufklärung hat Folgen: So bekamen Patienten zur Blutverdünnung Aspirin – ein Standardmedikament in der Vorbeugung von Herz-Kreislauf-Erkrankungen. Nur ein Teil der Patienten wurde über mögliche Nebenwirkungen des eigentlich sehr verträglichen Medikaments aufgeklärt. Und prompt bekamen die aufgeklärten Patienten die von ihnen erwarteten Nebenwirkungen fast dreimal so oft wie die anderen. Die Erwartung erfüllte sich von allein.

Wie das Herz bricht

Es ist eine häufige Beobachtung, dass ein alter Mensch seinem kürzlich verstorbenen Partner oft schon nach kurzer Zeit nachfolgt. Und es gibt auch hier die passende Studie, die genau diesen Zusammenhang beweist: Verwitwete sterben schneller. Das betrifft entgegen der allgemeinen Meinung nicht nur Männer, sondern auch Frauen.

Ganz offensichtlich ist das soziale Umfeld ein entscheidender Faktor für die Gesundheit. Vor allem dann, wenn die Gesundheit schon angeschlagen ist. Tatsächlich haben Menschen mit Herzerkrankungen eine wesentlich höhere Lebenserwartung, wenn sie mit einem Partner zusammenleben. Oder wenn sie intensiv in einen großen Freundeskreis eingebunden sind. Konflikte erzeugen Stress, Einsamkeit potenziert ihn. Und je isolierter ein Mensch ist, je weniger er in Freundeskreise integriert ist, desto weniger wird er den Stress kompensieren. Witwer sterben schneller.

Von Baumhörnchen und Finanzministern

Stress wirkt umso fataler, je weniger man ihm ausweichen kann. Ein klassisches Beispiel ist der Stress der Männchen im Kampf um die Alpha-Position in einer Gruppe. Ein sehr eindrucksvolles Beispiel, was es heißt, das hierarchisch zweite Männchen zu sein, lieferte Ende 2010 die Bundespressekonferenz. Das Schauspiel dauerte genau drei Minuten und 58 Sekunden und bestand aus zwei Akten. So lange brauchte der damalige Finanzminister Wolfgang Schäuble, um seinen Pressesprecher vor der versammelten Presse vorzuführen. Das Video ist noch heute bei *YouTube* zu sehen – und wird es bis in alle Ewigkeit bleiben. Schäuble macht es ganz offensichtlich Spaß, seinen Mann in Zeitlupe zu demontieren. Dem Mann eher nicht. Es ist das typische Verhalten von ranghöheren Männchen, den niedrigeren die eigene Überlegenheit vorzuführen. Die Ranghöheren bleiben dabei gesund und empfinden wenig bis keinen Stress. Das ist bei Menschen grundsätzlich genauso wie bei Baumhörnchen. Auch für die ist die Konfrontation mit dominanteren Tieren Stress pur: Er führt zu dauerhafter Aktivierung der Stressachse des Nervensystems – und damit vor allem zu Bluthochdruck.

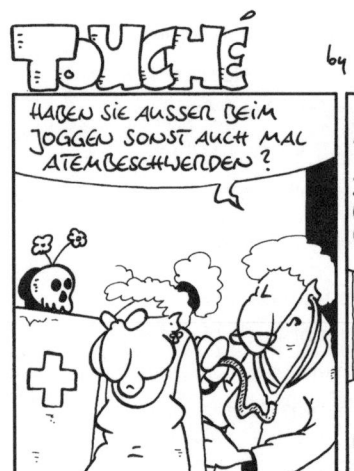
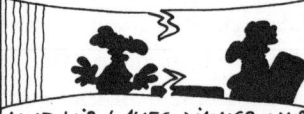
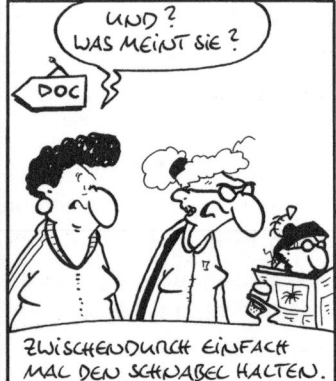

Stress ist gesund. Eigentlich. Er darf nur nicht zu lange dauern. Befindet sich der Mensch in einer Gefahrensituation (etwa ein Männchen in Gegenwart eines anderen aggressiven Männchens), schüttet der Körper Stresshormone wie Adrenalin und Noradrenalin aus: Die Herzfrequenz und der Blutdruck steigen, die Pumpleistung des Herzens vervielfacht sich. Ist die äußere Situation geklärt – durch Kampf oder Flucht – fahren die Systeme ihre Bereitschaft herunter und die Balance zwischen Aktivität und Entspannung wird wieder hergestellt.

Grundsätzlich unterliegt das Nervensystem einer Balance zwischen diesen zwei Polen: dem sogenannten sympathischen und dem parasympathischen System. Das Erstere ist, vereinfacht, der Modus, in dem der Körper auf Gefahr, Kampf oder Flucht gepolt ist. Der Kreislauf wird hochgefahren, die Pumpleistung des Herzens gesteigert, der Blutdruck erhöht, die Luftwege der Lunge werden geweitet, um im Notfall ausreichend Sauerstoff aufnehmen zu können. Die Darmaktivität wird reduziert, denn wer kämpft, muss nicht verdauen. Eine extreme sympathische Aktivierung lässt sich auch in den Augen ablesen: Die Pupille ist maximal geweitet – übrigens ebenso wie bei sexueller Erregung. Der Gegenspieler, der parasympathische Ast, sorgt dagegen für einen entspannten Zustand: für Verdauung, entspannte Herzaktivität – und kleine Pupillen. Wird die eine Seite hochgefahren, muss die andere heruntergeregelt werden.

Sprudel und Blut

Das Gleichgewicht zwischen Sympathikus und Parasympathikus lässt sich aber manipulieren, etwa durch einen Griff an den Hals oder durch ein Glas eiskalten Sprudel. Am Hals gibt es im Bereich der Gabelung der Halsschlagader hochsensible Druckrezeptoren. Werden sie gereizt, melden sie einen zu hohen Druck an den Vagusnerv – und Puls und Blutdruck werden notfallmäßig gesenkt. Drückt man zu fest oder zu lang an diese Stelle, kann der Vagus sogar für eine Ohnmacht sorgen. Aber die Druckrezeptoren lassen sich auch von innen manipulieren: durch Kälte. Schon ein paar Gläser kalter Sprudel etwa können bei einem überhitzten Sportler zu einer kurzen Ohnmacht führen.

Ganz ähnlich ergeht es beispelsweise Menschen, die kein Blut sehen oder keine Spritzen ertragen können. Der plötzliche emotionale Stress führt über den Vagusnerv zu einer Verringerung der Herzfrequenz und einer Erweiterung der Blutgefäße: Das Blut sackt in die erweiterten Blutgefäße der Beine, der Blutdruck sackt ab und führt im schlimmsten Fall zu einer kurzen Ohnmacht. Im Liegen ist sie sofort wieder vorbei.

Normalerweise wechseln die beiden Systeme, Stress und Entspannung, Sympathikus und Parasympathikus einander ab: Kurzen Phasen von heftigem Stress folgt eine Phase der Entspannung. Nicht so bei chronischem Stress. Der führt zu dauerhaftem Bluthochdruck – und ist damit einer der klassischen Risikofaktoren für Herz- und Kreislauferkrankungen. Haben die Betroffenen schon eine Herzerkrankung, steigt durch Stress das Risiko weiter. In Tierexperimenten, in denen bei Versuchstieren künstlich Herzerkrankungen ausgelöst wurden, führten diese sehr viel häufiger zum Tod, wenn die Tiere zusätzlich unter sozialem Stress litten.

Direkt ans Herz

Akuter Stress führt bei vielen gesunden Menschen dazu, dass sich die sogenannten Koronargefäße, die den Herzmuskel selbst mit Blut versorgen, zusammenziehen. Kein Problem für das gesunde Herz, dessen Gefäße groß genug sind und entsprechende Reserven haben. Ein bedrohliches Problem, wenn sich der Durchmesser der Gefäße durch Arteriosklerose schon deutlich verengt hat. Hinzu kommt: Stress verändert das Gerinnungssystem. Die Blutgerinnung wird heraufgefahren. In einem verengten Blutgefäß steigt die Gefahr, dass sich das Blut verklumpt und zu Herzinfarkt oder Embolien führt. Und schließlich: Zum typischen Lebensstil chronisch gestresster Personen gehören weitere Faktoren, die klassische Risikofaktoren sind: Rauchen, Alkohol, Übergewicht. Kommen diese Faktoren zusammen, ist das Risiko hoch. Chronischer Stress ist ein Herzkiller.

In aller Kürze
Stress schlägt aufs Herz: Er verändert Puls und Blutdruck, aber auch die Blutgerinnung und die Durchblutung des Herzmuskels selbst.

Nocebo: Angst, Röntgenbilder und falsche Worte machen krank

Zauber mit kleinen Nadeln und Voodoo-Puppen gibt es nur in Südamerika und Afrika? Falsch, die moderne Medizin braucht keine Puppen – der Effekt ist aber ähnlich.

Ein Fall aus der Praxis

Ein Friedhof in Alabama im Südosten der Vereinigten Staaten von Amerika. Vance Vanders hat einen Streit mit einem Hexendoktor. Der wedelt mit einer Flasche mit einer stinkenden Flüssigkeit vor Vanders Gesicht herum. Und er sagt ihm, dass Vanders nun sterben müsse. Unwiederbringlich. Niemand könne seinen Tod verhindern. Kurz danach verschlechtert sich dessen Zustand. Ein paar Wochen später ist er ausgezehrt und dem Tode nah. Er wird in ein Krankenhaus eingeliefert, aber die Ärzte finden keine Erklärung für seinen Zustand. Dann jedoch erzählt Vanders Ehefrau einem der behandelnden Ärzte die Geschichte, die sich Wochen vorher auf dem Friedhof zugetragen hat.

Der Arzt, Drayton Doherty, lässt sich auf den Zauber ein. Er habe, erzählt er seinem todkranken Patienten, den Hexenmeister noch einmal zu dem Friedhof gelockt und ihm dort mit Gewalt das Geheimnis seiner Magie entlockt: Der habe schließlich gestanden, dass er Eidechseneier in den Magen von Vanders gezaubert habe. Und eine dieser Eidechsen fresse ihn nun langsam von innen heraus auf. Mit dieser Vorbereitung begann nun der zweite Teil der ärztlichen Voodoo-Zeremonie: Der Arzt spritzte dem Patienten ein Brechmittel. Vanders begann, sich im Schwall zu übergeben. Inmitten all der Aufregung trickste der Arzt und zauberte eine tote Eidechse in den Eimer mit dem Erbrochenen. „Schau was aus dir herausgekommen ist, Vance", sagte der Arzt, „der Fluch ist aufgehoben." Und tatsächlich: Vanders fiel zunächst in einen tiefen Schlaf. Dann kamen seine Kräfte zurück und eine Woche später konnte er geheilt entlassen werden.

Voodoo – modern

Dieser Fall, so bizarr er klingt, ist verbürgt: Er trug sich vor über 80 Jahren zu. Ob er sich so heute würde wiederholen lassen, ist zweifelhaft. Wer würde sich heute schon auf einem Friedhof mit einer Flasche undefinierbarer Flüssigkeit verhexen lassen! Auch umgekehrt gilt allerdings: Wer würde heute schon einen Arzt finden, der mit einem Taschenspielertrick einen Fluch zu überlisten versucht? Aber ist ein solcher Zauber wirklich nicht mehr möglich? Oder braucht man statt Friedhof und Gestank heute einfach andere Zutaten?

Oder findet diese Art von Voodoo vielleicht versehentlich statt, täglich, in Arztpraxen und Kliniken? Ein Gedankenexperiment: Man nehme 100 gesunde Patienten, die mit leichten Kopfschmerzen in die neurologische Praxis kommen. Nach einer gründlichen Untersuchung ist schnell klar, dass es sich um sogenannten Spannungskopfschmerz handelt, der am ehesten durch leichte Schmerztabletten zusammen mit Sport oder Entspannungsübungen zu lindern ist. So findet es ständig in neurologischen Praxen statt. Jetzt das Experiment: Der Neurologe fährt das ganz große Programm auf – von der Hirnstrommessung bis zur Computertomografie, von zahlreichen Blutuntersuchungen bis zur Kernspintomografie. Danach werden die Befunde vertauscht.

Die gesunden Patienten mit leichten Kopfschmerzen werden mit Befunden konfrontiert, die einen Tumor zu beweisen scheinen. Sie bekommen Röntgen- und CT-Bilder zu sehen, auf denen ein Tumor deutlich erkennbar ist. Das ist wichtig, denn Menschen glauben erst, wenn sie einen Befund schwarz auf weiß sehen – am besten auf Bildern. Dann wird ihnen erklärt, um was für einen Tumor es sich handelt. Das ist wichtig, um ihnen die Möglichkeit zu geben, die Diagnose zu Hause im Internet nachzulesen. Und auch, um im Netz die Prognose, die sie in der Klinik bekommen haben, zu bestätigen. Was passiert dann mit diesen eigentlich gesunden Menschen?

Voodoo – ein Blick ins Immunsystem

Das Experiment wird nie stattfinden. Es gibt Ethikkommissionen, die Patienten und Probanden vor allzu eifrigen Forschern schützen. Was nicht immer so war; Patienten waren in der Medizingeschichte oft die ungefragten Versuchstiere für neue Operationstechniken und Medikamente, ohne dass sie selbst etwas von diesen Experimenten wussten. Aber die Zeiten ohne Aufklärung und Einwilligung sind vorbei. Trotzdem: Was würde passieren, wenn man Patienten mit der Lüge über einen vermutlich tödlichen Hirntumor konfrontieren würde? Die gesunden und unfreiwilligen Probanden würden kaum an einem Hirntumor erkranken. Doch erkranken würden einige von ihnen schon. Vielleicht sogar schwer.

Angst kann töten

Was passiert, wenn starke Angst erzeugt wird – egal ob durch eine Voodoo-Zeremonie oder durch westlich moderne Diagnostik –, wurde überzeugend nachgestellt: an Ratten. Ihnen Angst zu machen war einfach, denn die Tiere gerieten unter extremen Stress, wenn sie in engen Röhren eingesperrt sind. Sie zu töten, war dann ebenfalls überraschend einfach: Die über längere Zeit verängstigten Tiere wurden mit Bakterien infiziert. Allerdings in einer Form, die angstfreie Artgenossen fast unbeschadet überstehen; die gestressten Tiere dagegen starben an der Infektion.

Die Vermutung liegt nahe, dass die Angst das Immunsystem der Ratten so geschwächt hatte, dass sie in der Natur an irgendwelchen Allerweltskeimen zu Grunde gegangen wären. Dieser Effekt würde auch den völlig überraschenden Tod von Voodoo-Opfern erklären: Sie sterben aus Angst, weil das Immunsystem den Körper vor normalen und eigentlich ungefährlichen Alltagskeimen nicht mehr schützen kann.

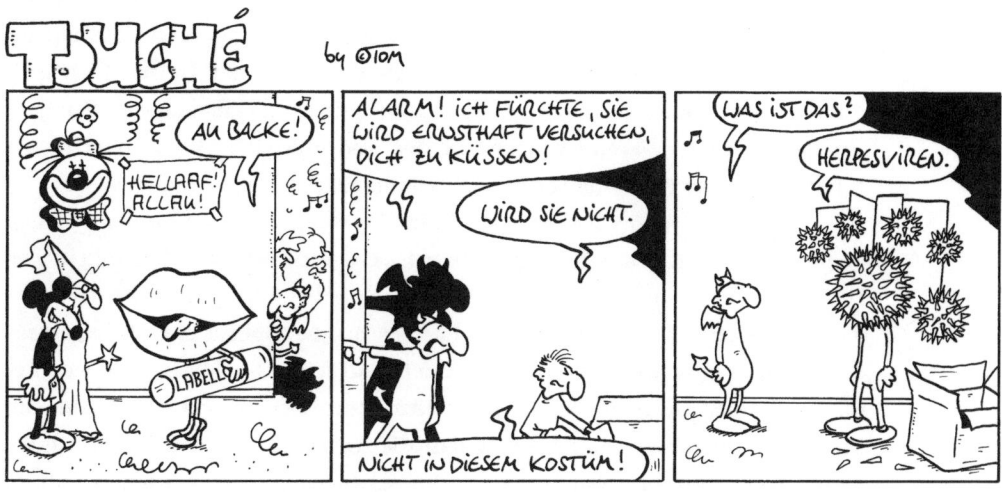

Grüne Getränke gegen Krebs

Man kann noch näher an das Prinzip des Voodoo-Effekts heran. So haben Forscher ihren Probanden ein Mittel verabreicht, das in der Medizin genutzt wird, um das Immunsystem zu bremsen – etwa nach einer Organtransplantation, wenn die körpereigene Abwehr sonst das fremde Organ zerstören würde. Dieses Mittel namens Cyclosporin A ist ein Standardmedikament in der Behandlung nach Transplantationen. Es wurde in der Versuchsreihe immer zusammen mit einem grünen Getränk gegeben, für das die Forscher extra einen ganz eigenen, unverwechselbaren Lavendelgeschmack kreiert hatten. Nach kurzer Zeit konnte der Effekt des Immunmedikaments auch ohne Medikament erreicht werden – nur durch den grünen Saft mit dem markanten Geschmack in Kombination mit einer Scheintablette ohne Wirkstoff. Die Erwartung allein konnte das Immunsystem ausbrensen! Allerdings funktionierte das nicht bei allen Teilnehmern gleich – etwa ein Drittel der Probanden reagierte gar nicht. Bei den anderen zwei Dritteln dagegen wurde das Immunsystem durch grünen Saft und Lavendel tatsächlich heruntergefahren – und das erinnert stark an Vance Vanders, der nach einen Zauber mit einer grünen Flüssigkeit glaubte, von innen aufgefressen zu werden. Voodoo geht noch immer, vorausgesetzt, der Magier passt sich seinem modernen Publikum an.

Voodoo heute?

Wird Voodoo in Südamerika und Afrika heute noch praktiziert? Die Briten nahmen in der Kolonialzeit die schwarze Magie so ernst, dass sie jemanden mit dem Tode bestraften, der andere mit einem tödlichen Fluch belegte. Und man stößt tatsächlich auf Dutzende von Fallbeschreibungen. Allerdings sind sie entweder sehr alt oder nicht wirklich sauber belegt – meist sogar beides. Es ist jedoch auch schwer, einen Voodoo-Tod korrekt zu diagnostizieren. Es gibt keine eindeutigen Verletzungen oder Veränderungen, die den Tod mit einem Ritual oder einem gefühlten Zauber eindeutig verknüpfen könnten.

Gibt es den Voodoo-Tod trotzdem? Für David Signer ist der Voodoo-Glaube nicht nur existent, sondern sogar eine wirtschaftlich bedeutende Realität: Die Hexerei oder schwarze Magie sei die Ursache dafür, „warum es in Afrika keine Wolkenkratzer gibt", so der Untertitel seines Buches. Sobald ein Afrikaner aus der Armut erfolgreich ausbreche, käme der Neid seiner Nachbarn. Und wenn er diese nicht bis zur Selbstaufgabe unterstütze, werde er verhext. Der Glaube an Voodoo sei auch heute noch so real, dass die Angst davor die Menschen lähme. Hexerei sei in Afrika ein bedeutender Wirtschaftsfaktor. Und tatsächlich gibt es dort nur wenige Wolkenkratzer.

In aller Kürze
Voodoo und schwarze Magie haben einen physiologischen Hintergrund: Panische Angst kann das Immunsystem so stark schwächen, dass Laborratten und auch Menschen an eigentlich ungefährlichen Alltagsinfektionen sterben.

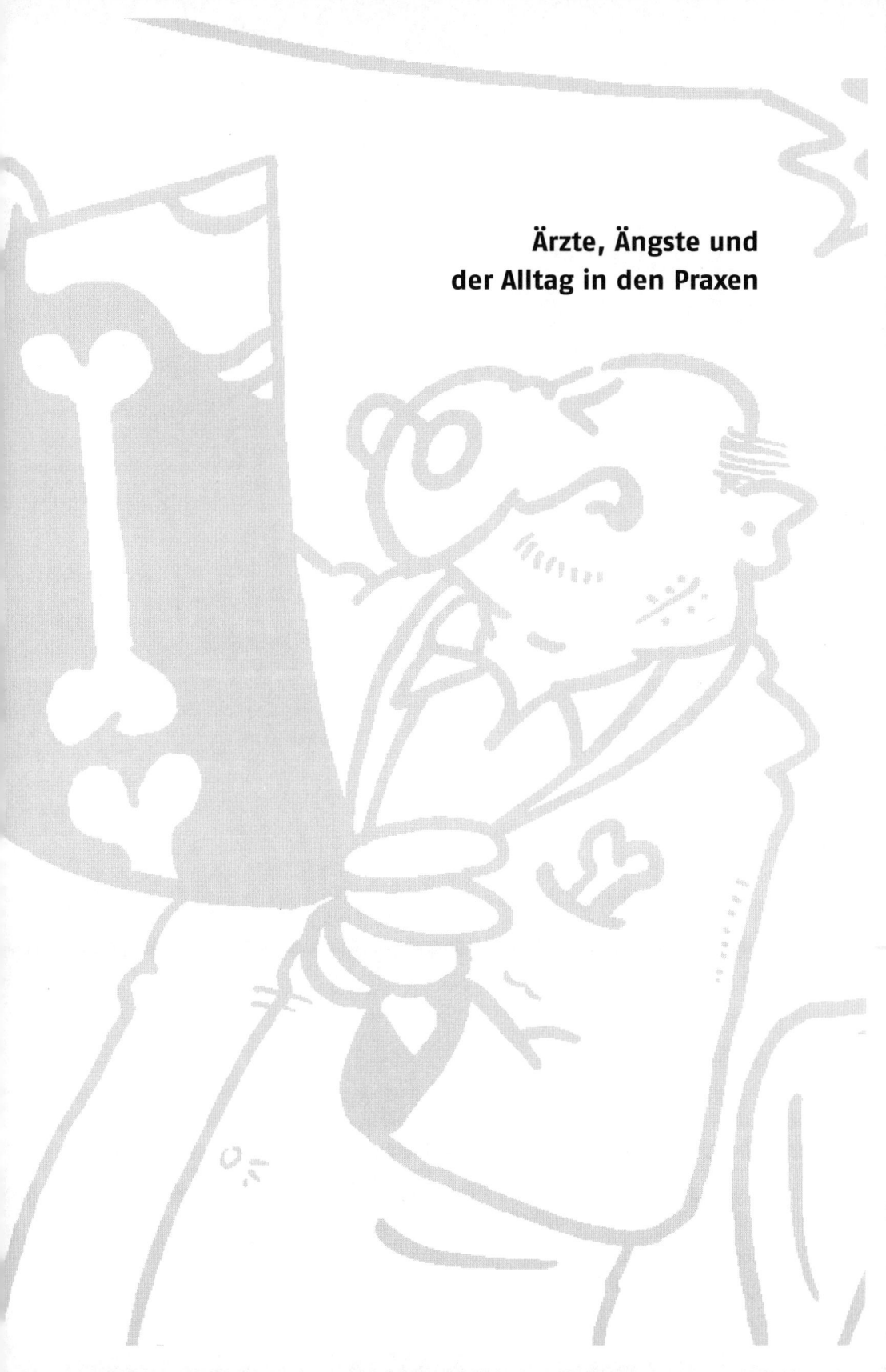

Ärzte, Ängste und
der Alltag in den Praxen

Rückenschmerz:
schöne Röntgenbilder, schlechte Prognosen

Je dicker das Paket mit Röntgen- oder CT-Bildern, desto wahrscheinlicher wird der Patient seine Rückenschmerzen nie mehr los: Nocebo.

Ein Fall aus der Praxis

Der 35-jährige Mann klagte über Rückenschmerzen. Als Staatsdiener war er privat versichert und hatte zudem das Selbstbewusstsein, sich nicht mit seinem Leiden und mit unbefriedigenden Diagnosen abzufinden. Er schaffte es, bei immer größeren Koryphäen vorzusprechen. Aber auch die besten Schmerz- und Rückenspezialisten fanden keine Ursache. Schließlich wurde der 35-Jährige im Vier-Wochen-Rhythmus in immer anderen Kliniken immer wieder in die Röhre verschiedener Kernspintomografen geschoben. Die Extremdiagnostik war auch eine Folge der Hilflosigkeit seiner Ärzte. Was nach Monaten und zahlreichen hochtechnischen Untersuchungen noch fehlte, war dagegen eine umfassende Untersuchung unter Einbeziehung psychologischer Aspekte.

Die Schmerzen gingen nicht zurück, der Mann war krank genug, um nicht arbeiten zu können. Seine Chance, je wieder gesund zu werden, ist nach Jahren der Krankschreibung und Schonung gering. Auch wegen der Stapel von Röntgen- und Kernspinbildern: Viele Bilder sind gefährlich für den Patienten. Sie tragen entscheidend zur Chronifizierung der Schmerzen bei – denn wer das Bild seiner „kaputten" Wirbelsäule sieht, erwartet Schmerzen. Und bekommt sie auch. Der klassische Noceboeffekt.

Isch hab Rücken!

Hape Kerkeling hatte sein Leiden klug gewählt: Als Horst Schlämmer klagte er beim Prominentenraten von *Wer wird Millionär?* über den zu harten Kandidatenstuhl: „Isch hab Rücken!" Und so eroberte er zunächst den vermeintlich weicheren Moderatorenstuhl von Günther Jauch und übernahm dann handstreichartig auch noch die Sendung. Jauch musste sich fügen – gegen Schlämmer in Kombination mit Rückenschmerzen kam er nicht an.

„Ich habe Rücken" ist die wohl häufigste Klage in deutschen Arztpraxen. Aber Rückenschmerz ist eine äußerst diffuse Diagnose: vom verspannten Nacken bis zum Stechen tief im Lendenwirbelbereich. Rückenschmerz kann dumpf oder stechend sein, akut oder chronisch, diskret oder unerträglich. Es kann ein schmerzhafter Hexenschuss sein oder ein Bandscheibenvorfall, bei dem statt Schmerzen eine ausgeprägte Taubheit oder gar Lähmung der Beine vorherrscht. „Rücken" ist alles. Entsprechend ist auch die Behandlung: Es wird gespritzt und geröntgt. Schmerzmittel werden neben Nervenbahnen infiltriert oder in den Gesäßmuskel injiziert. Und es wird eingerenkt, was nie ausgerenkt war.

Bilder, Bilder, Bilder

Vor allem aber wird durchleuchtet. Da sich bei ungefähr 85 Prozent aller Rückenschmerzpatienten keine präzise Ursache findet, wird weitergesucht. Mit Röntgengeräten. Mit Computertomografien. Und auch im Kernspintomografen. Denn nur ein Schmerz, der eine sichtbare Ursache hat, wird wirklich anerkannt. Dabei ist das Problem, dass es fast nie einen Zusammenhang zwischen dem auf den Bildern erkennbaren Zustand der Wirbelsäule und den Beschwerden gibt. Häufig haben Patienten mit scheinbar ruinierter Wirbelsäule und verschobenen Bandscheiben überhaupt keine Schmerzen. Und ebenso häufig findet sich bei Patienten mit extremen Schmerzen eine jungfräulich gesund aussehende Wirbelsäule. Die Anatomie der Wirbelsäule lässt sich mit der Symptomatik nicht in Einklang bringen. Entsprechend sinnlos ist die ausufernde Bildgebung. Sie ist teuer. Sie belastet mit Strahlen. Und sie macht Hoffnungen zunichte und die Heilung dadurch schwierig.

Denn ein Patient, der eine möglicherweise kaputte Wirbelsäule im Röntgenbild gesehen hat, der seine Schmerzen schwarz auf weiß vor Augen hatte, der vergisst sie nie mehr. Ihm brennen sich die Bilder unauslöschlich ein. „Ein Röntgenbild ist ein Eingriff – es macht etwas mit dem Menschen", sagt Gerd Müller, Leiter des Hamburger „Rückenzentrums am Michel". „Ein Mensch, der seinen Bandscheibenvorfall auf einem Bild gesehen hat, wird ängstlicher als einer, der nur abstrakt von seinem Hexenschuss spricht." Hexenschuss klingt dynamisch und behandelbar. Eine kaputte Wirbelsäule erinnert eher an einen Altbau ohne die Chance auf eine Sanierung. Und so wird es dann auch empfunden.

Dabei haben die radiologischen Befunde nicht viel mit den klinischen Symptomen zu tun: Schon ein gesunder und schmerzfreier 30-Jähriger hat mit 75-prozentiger Wahrscheinlichkeit Einrisse in den Bandscheiben. Ein 50-Jähriger hat mit 70-prozentiger Wahrscheinlichkeit degenerative Veränderungen. Auch ohne alle Schmerzen. Da sich immer etwas finden lässt, ist es absurd, die Bilder als Beweis und Ursache der Schmerzen heranzuziehen.

Die Angst macht Schmerzen chronisch

Und wenn ein Patient dann noch Sätze hört, wie „ihre Wirbelsäule ist ein Wrack", dann sind die Schmerzen schon so gut wie chronisch. „Wir haben in einer Studie 130 Patienten mit Rückenschmerzen betreut", sagt Winfried Rief, Leiter der Klinischen Psychologie und Psychotherapie der Uniklinik Marburg. Die meisten von ihnen hatten im Vorfeld Sätze gehört wie: „Falsche Bewegungen können zu Lähmungen führen." Die Warnung führt zu großer Angst und dazu, dass die Patienten sich und ihren Rücken schonten. Woraufhin sie oft tatsächlich massive Schmerzen bekamen.

Für den Bochumer Schmerzforscher Christoph Maier ist diese inflationär durchgeführte Bilderfixierung ein Kunstfehler, weil sie sich negativ auf den Krankheitsverlauf auswirkt: „Je mehr radiologische Aufnahmen der Patient mitbringt, desto wahrscheinlicher ist es, dass seine Rückenschmerzen chronisch werden – einfach weil er die Bilder nicht mehr aus dem Kopf bekommt." Die Erwartung bestimmt den Verlauf. Und wer die Bilder verinnerlicht, kann schließlich nicht anders, als in einer Operation die einzig mögliche Lösung seines Schmerzproblems zu sehen. Obwohl in den meisten Fällen Operationen langfristig nicht helfen. Sie sind unvermeidlich, wenn Nerven ihre Funktion plötzlich einstellen und Taubheit oder Lähmung die Folge sind. Wenn das Wasserlassen oder der Stuhlgang gestört ist, liegt ein Notfall vor, der mit großer Wahrscheinlichkeit operiert werden muss. Gegen isolierte Schmerzen wird laut ärztlicher Richtlinien dagegen nicht operiert. Denn die Operation ist vom Ergebnis her der konservativen Behandlung nicht überlegen.

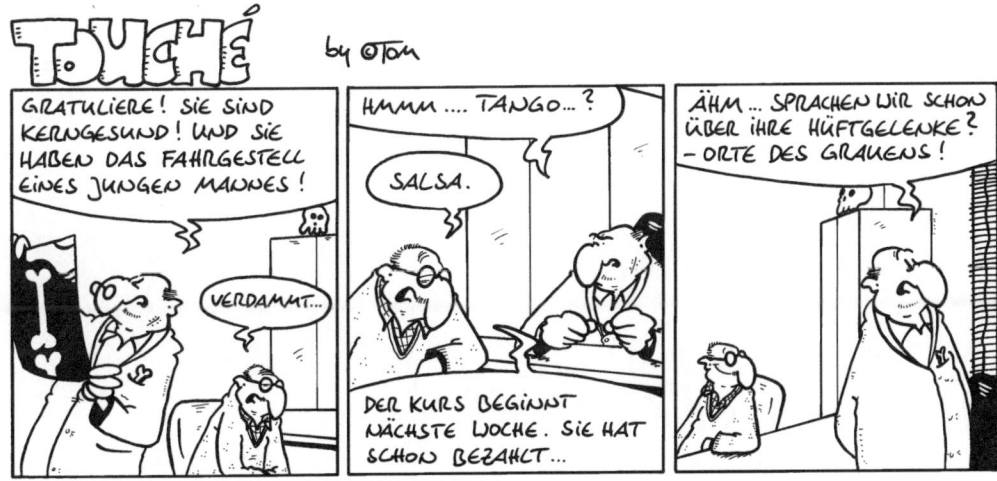

Psyche und Muskeln

Es gibt zwei Schlüssel einer erfolgreichen Rückenschmerzbehandlung: Muskeltraining und Psyche. Schonung ist Gift, lange Bettruhe ein Kunstfehler. Patienten müssen sehr schnell mobilisiert werden, auch um die krankmachende Fixierung auf die Rückenschmerzen zu durchbrechen. Wirbelsäulengerechte Bewegungsabläufe müssen unter krankengymnastischer Anleitung einstudiert werden. Der Rückenpatient muss Sport treiben – möglicherweise sogar ein gezieltes Rückenaufbautraining im Fitnessstudio unter Anleitung. Die Qualität des Arztes jedenfalls bemisst sich laut Müller an zwei Dingen: der Länge des Arztgesprächs und dem mobilisierenden Charakter seiner Behandlung.

Die zweite Säule ist die Psyche: „Mehr als jeder zweite Patient in unserer Schmerzambulanz hat zumindest gravierende psychische Begleitprobleme", sagt Christoph Maier. „Vor allem Depressionen, Angst und soziale Problem spielen eine entscheidende Rolle." Psychologen gehören bei einer Rückenschmerzbehandlung zwingend dazu. Mit der Angst geht auch der Schmerz.

In aller Kürze

Rückenschmerz entsteht zum Teil im Rücken, zum Teil im Kopf. Werden die Schmerzen nur mit Spritze und Skalpell behandelt, werden zusätzlich viele Bilder einer vermeintlich kaputten Wirbelsäule geschossen, werden die Schmerzen meist chronisch.

Beipackzettel: Ein Blatt Papier macht krank

Es steht alles drin – und gerade deshalb sind die Beipackzettel ein Gesundheitsrisiko.
Sie sind nicht für Patienten, sondern für Juristen gemacht.

Ein Fall aus der Praxis

Die ältere Dame hatte den hausärztlichen Notdienst angerufen. Ihr Problem: starke Rückenschmerzen. Beim Blutdruckmessen fiel auf: Unter deutlich erhöhtem Blutdruck litt sie auch. Beides war bekannt, gegen beides hatte sie Tabletten. Auf Nachfrage kramte sie diese dann auch aus einer übervollen Medikamentenkiste. Das erste Präparat gegen den Rückenschmerz war in Wirklichkeit ein hochwirksames Blutdruckmittel. Den Beipackzettel hatte sie nicht verstanden und mittlerweile auch verloren. Und auf der Packung stand „Antihypertonikum" – gegen hohen Blutdruck, ein Wort aus dem Griechischen. Von Blutdruck selbst war auf der Packung nichts zu lesen. Das zweite Mittel, das sie gegen den hohen Blutdruck nahm – „aber nur bei Bedarf" – kam aus dem Bereich der Schmerzmittel. Die Frau war nicht verwirrt, aber überfordert; ihr Arzt hatte ihr die Medikamente mit Sicherheit erklärt, aber das hatte sie vergessen. Die Buchstaben der kleingeschriebenen Beipackzettel waren für ihre Augen zu klein, die Sprache zu kompliziert, der Inhalt zu ängstigend.

Zu Risiken und Nebenwirkungen

Patienten tun es meist heimlich: Wer den Beipackzettel eines Medikaments aufmerksam studiert, der bekommt zwangsläufig Angst. Vor Übelkeit und Erbrechen, vor Kopfschmerz, aber auch vor Blutbildungsstörungen oder plötzlichem Herztod. Die Konsequenz der selbstbewussteren Patienten: Sie fragen nach, ob sie das Medikament denn wirklich nehmen müssen. Die Konsequenz der meisten anderen: Sie reduzieren die Dosis oder setzen das Medikament gleich ganz ab. Beides kann lebensgefährlich werden. Knapp 4000 Tonnen Medikamente landen jedes Jahr im Müll, auch aus Angst vor den Nebenwirkungen.

Aber die halbe Menge von Tabletten hat nicht zwangsläufig nur die halben Wirkungen und Nebenwirkungen. Bei Antibiotika etwa ist die halbe Dosis nicht halb so wirksam, sondern gar nicht. Und einige Nebenwirkungen, vor allem die Bildung resistenter Bakterien, werden durch die Reduktion erst möglich.

Schlimmer ist es etwa bei Retard-Tabletten. Die sind so ummantelt, dass sie ihren Wirkstoff mit zeitlicher Verzögerung freisetzen. Werden sie halbiert, können sie das Medikament ganz plötzlich freigeben – und damit zur Gefahr werden.

Am schlimmsten ist es, wenn verängstigte Patienten etwa ein Schmerzpflaster mit der Schere halbieren: Das Schmerzmittel, das eigentlich innerhalb von Tagen freigesetzt wird, gelangt innerhalb von Minuten in den Körper – mit dem Risiko einer massiven Überdosierung. Dass diese Überdosierung aus Angst vor dem Medikament verursacht wird, ist eine der absurderen Folgen der Beipackzettel.

Dabei sind diese Medikamenteninformationen im Grunde ein Missverständnis: Sie dienen weniger der Aufklärung des Patienten als der juristischen Absicherung des Herstellers. Hier erfährt der Patient jede denkbare Nebenwirkung seiner Medikamente, auch wenn diese nur mit einer minimalen Wahrscheinlichkeit eintreten werden. Die Beipackzettel sind von Juristen mitverfasst. Jede, auch die seltenste bekannte Nebenwirkung wird aufgeführt – egal ob sie in Studien lange vor der Zulassung des Medikaments auffiel oder ob sie später von einem Arzt bemerkt und gemeldet wurde. Selbst wenn es sich nur um einen einzigen Fall gehandelt haben sollte. Dabei wird ein Code verwendet, den viele Patienten nicht verstehen: „Sehr häufige" Nebenwirkungen etwa treten bei weniger als jedem zehnten Patienten auf. „Gelegentliche" Nebenwirkungen etwa betreffen weniger als einen von 100, „sehr seltene" Nebenwirkungen gibt es bei weniger als einem von 10 000 Patienten – so die vorgeschriebene Chiffrierung. Wer sie nicht kennt, hat mehr Angst als nötig.

Entsprechend gering ist die sogenannte Compliance, die Zuverlässigkeit, mit der die Patienten die verordneten Medikamente der ärztlichen Verordnung entsprechend einnehmen. Mindestens jeder dritte Patient, wahrscheinlich wesentlich mehr, befolgt die Regeln nicht – auch weil sie von den Beipackzetteln verunsichert oder verängstigt sind.

Bei Diazepam etwa, einem Mittel gegen akute Angst und Unruhe, das aber auch als Schlafmittel verwendet wird, ist die Liste der Nebenwirkungen lang. Als „häufig" werden Schwindel, Kopfschmerzen und Verwirrtheit genannt. Und mehr. „Selten" komme es außerdem zu Depressionen, zur „Abnahme des geschlechtlichen Bedürfnisses", zu Atemdämpfung und vielem mehr. Aber was heißt das? Dass die „seltene" Depression tatsächlich nur maximal einmal pro 10 000 Behandlungen auftritt, muss man suchen.

Wer zu viel liest, wird krank

Kann die Erwartung einer Nebenwirkung zu eben dieser Nebenwirkung führen? Sie kann. In einer Studie wurde einem Teil der Teilnehmer erklärt, dass eine häufige Nebenwirkung der Studienmedikation Magen-Darm-Störungen sein könnten. Den anderen gegenüber wurde diese Nebenwirkung nicht erwähnt. Tatsächlich war es bei den aufgeklärten Studienteilnehmern sechsmal häufiger, dass sie wegen der beschriebenen Nebenwirkungen aus der Studie ausschieden. Die Erwartung hatte ihre Wahrnehmung offensichtlich massiv beeinflusst. Genau das entspricht dem klinischen Alltag des Arztes: Ängstliche Patienten, die den Beipackzettel von vorne bis hinten lesen, bekommen die Nebenwirkungen, die sie erwarten.

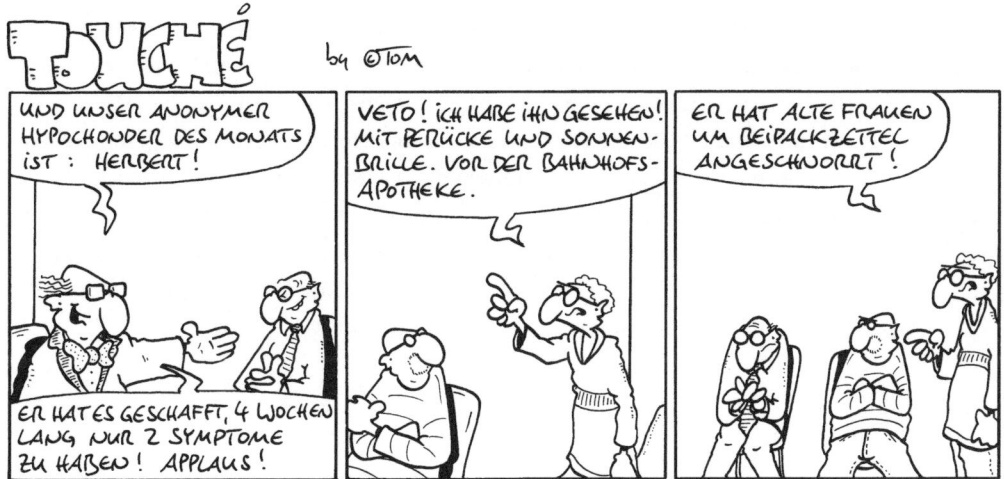

Nebenwirkung ohne Wirkung

Noch eindrucksvoller ist die Frage nach Nebenwirkungen, wenn die Patienten wirkungsfreie Placebos erhalten, bei denen weder Wirkung noch Nebenwirkung zu erwarten ist. Die Versuchsanordnung scheint schwierig, denn immerhin müsste man freiwillige Probanden mit Warnungen vor gefährlichen Nebenwirkungen hinters Licht führen – und ihnen dann wirkungsfreie Scheinmedikamente verabreichen. Aber genau das geschieht tagtäglich in unendlich vielen Medikamentenstudien. Wenn ein neues Präparat ausprobiert wird, muss es in Studien beweisen, dass es wirksamer ist als ein Scheinpräparat. Die Studienteilnehmer bekommen also entweder das Medikament – oder eine wirkstofffreie Tablette gleicher Größe und Farbe. Beide Gruppen bekommen jedoch den Beipackzettel, in dem vor Neben- oder Wechselwirkungen eben dieses Präparates gewarnt wird (man kann Studienteilnehmer nicht ohne diese Warnungen einem neuen, noch unbekannten Präparat aussetzen). Das interessante ist: Jeder fünfte Teilnehmer einer solchen Studie, der in Wirklichkeit nur ein Scheinpräparat ohne Wirkstoff bekommen hat, klagt über die in den Beipackzetteln beschriebenen Nebenwirkungen. Und das, obwohl die Teilnehmer natürlich wissen, dass sie je nach Studie mit etwa 50-prozentiger Wahrscheinlichkeit nur ein Scheinmedikament bekommen haben. Im echten Leben, mit echten Medikamenten, dürfte diese Nebenwirkungsrate sehr viel höher sein. Die Warnung vor Nebenwirkungen wird zu einer sich selbst erfüllenden Prophezeiung – Beipackzettel in der heutigen Form sind ein Gesundheitsrisiko.

Spätfolgen der Contergan-Katastrophe

Ihren Ursprung haben die Beipackzettel in Deutschland im Contergan-Skandal der 60er-Jahre. Als Konsequenz wurde im Arzneimittelgesetz 1978 ein Beipackzettel vorgeschrieben, der in verständlicher Form aufklären sollte. Mittlerweile sind Inhalt und sogar die Reihenfolge der einzelnen Unterpunkte gesetzlich vorgeschrieben. Der Hersteller hat nur wenig Spielraum, um seine Beipackzettel verständlicher zu gestalten. Was er aber kann: eine zweite, lesbare und verständliche Kurzversion beilegen. Eine solche Zwei-Zettel-Lösung könnte zumindest für den Übergang den Unsinn der Beipackzettel beenden. Immerhin arbeitet das Europaparlament an einer Lösung für die Beipackzettelfrage.

In aller Kürze

Der Beipackzettel für Medikamente ist ein Risiko für die Gesundheit. Denn eine Nebenwirkung, die der Patient erwartet, wird er mit größerer Wahrscheinlichkeit auch bekommen.

Sogar Placebomedikamente lösen Nebenwirkungen aus. Die Lösung: Den Beipackzettel nur oberflächlich lesen – oder überhaupt nicht. Und zu Risiken und Nebenwirkungen stattdessen Arzt oder Apotheker befragen.

Blau, rot oder gelb: Farbe, Form und Preis der Tabletten bestimmen ihre Wirkung

Rote Tabletten wirken anregend, blaue beruhigend – nur nicht bei italienischen Männern. Placebo und Nocebo nach Farbe.

Ein besonderer Fall

Eine Weinverkostung in Kalifornien. Die Teilnehmer bekamen zwei verschiedene Weine zum Probieren. Sie wussten über die Weine aber nur: Einer ist teuer, der andere eher durchschnittlich. Und sie wussten, welcher Wein der teurere, welcher der billigere war. Das Ergebnis ist wenig überraschend: Der teure Wein schmeckte ihnen besser als der billige. Und das Urteil war nicht leichtfertig dahergesagt, denn die Versuchspersonen am Kalifornischen Institute of Technology lagen in einem Kernspintomografen – „in der Röhre". Deshalb konnten die Forscher die Stelle im Gehirn beobachten, wo die Qualität des Weines abgeschätzt wurde.

Bekannt ist, dass in einem Teil der mittleren Hirnrinde Geruch und Geschmack bewertet werden. Erwartbar war, dass der teurere Wein durch eine höhere Aktivität in eben diesem Hirnbereich gewürdigt wurde. Überraschend war dann aber doch, dass dieser Bereich tatsächlich eine höhere Aktivität zeigte – obwohl beide Weine identisch waren. Allein die Erwartung einer höheren Qualität führte dazu, dass derselbe Wein plötzlich besser schmeckte – und dazu, dass im Gehirn ein besserer Wein wahrgenommen wurde. Die objektive Qualität war egal.

Eine zweite Verkostung, diesmal in Schwaben. Der Wein: weiß. Die Gläser: schwarz. Das Besondere: Der Raum wird während der Verkostung in unterschiedliches Licht gehüllt. Die Probanden trinken den immergleichen Wein mal in blauem, mal in rotem, mal in gelbem Licht. Auch hier ist der Wein immer derselbe. Aber die Wahrnehmung seiner Qualität unterscheidet sich erheblich. Wohlgemerkt: Die Farbe des Weines selbst ist in den schwarzen Gläsern nicht erkennbar. Das einzig wechselnde ist das Licht im Raum. Das aber wirkt sich geradezu magisch aus: Bei rotem Licht schmeckt der Weißwein nicht mehr nach Weißwein, sondern eher süßlich. Man vermutet Rosé. Bei grünem Licht wird derselbe Wein plötzlich sauer, fast ungenießbar. Dann, in gelbem Raumlicht, schmeckt der Riesling wieder wie ein Riesling. Allein die Farbe der Umgebung verändert scheinbar ganz erheblich den Geschmack des Weines.

Es wirkt nicht mehr

Die Klage ist täglich in der Praxis zu hören: Das neue Medikament wirkt nicht. Oder wenigstens nicht richtig. Die Situation ist immer gleich: Meist viele Jahre lang hat der Patient ein bestimmtes Medikament eingenommen. Dann aber war der Patentschutz des alten Präparates abgelaufen. Nach maximal 15 Jahren ist das der Fall. Sofort stehen Alternativen bereit, sogenannte Generika: Medikamente, die den exakt gleichen Wirkstoff enthalten, aber entscheidend billiger sind. Bis zu zwei Drittel der Kosten können so gespart werden. Und der gleiche Wirkstoff sollte eigentlich die gleiche Wirkung haben. Die Erfahrungen sehr vieler Patienten sprechen dagegen. Sie bemerken den Wechsel sofort, selbst dann, wenn sie die Medikamente weder selbst kaufen noch selbst aus den Packungen drücken müssen. Denn die Tabletten selbst sehen, Wirkstoff hin oder her, völlig anders aus: andere Farbe, Form, Größe, veränderter Geschmack – und anderer Preis! Und plötzlich wirken sie nicht mehr.

Das Problem ist bekannt. Meist wird auf eine veränderte Freisetzung der Wirkstoffe verwiesen: Ein Medikament ist mehr als der Wirkstoff. Er wird mit Hilfsstoffen zu Tablette, Kapsel oder Dragee verarbeitet. Die Hilfsstoffe und die Hülle sind auch verantwortlich dafür, dass der Wirkstoff am richtigen Ort und zur richtigen Zeit in richtiger Menge freigesetzt wird. Es ist möglich, dass die Zubereitungsform tatsächlich dazu führt, dass die Wirkung des Medikaments sich verändert. Es kann aber auch daran liegen, dass eine anders aussehende Tablette andere Erwartungen erzeugt.

Nur nicht bei italienischen Männern

Schon die Farbe einer Tablette bestimmt ihre Wirkung: Rote, gelbe oder orangefarbene Pillen wirken eher aufputschend – ganz unabhängig von ihrem Wirkstoff. Tabletten in blau oder grün dagegen haben eher eine beruhigende Wirkung. In Studien konnte bewiesen werden: Sogar wirkstofffreie Pillen in blau wirken beruhigend, rote anregend. Die Tablettenhersteller machen sich diese Erfahrung seit Langem zunutze und produzieren ihre Präparate entsprechend: Schlafmittel sind häufig blau (das ebenfalls blaue Viagra ist die bekannteste Ausnahme). Rot sind dagegen eher Herz-Kreislauf-Tabletten. Rosa Tabletten heben die Stimmung – häufig sind Antidepressiva so eingefärbt. Sogar braun hat eine gefühlte Wirkung – es soll abführend wirken.

Allerdings gibt es Ausnahmen: Die blaue Tablette, so heißt es, wirke bei einer Gruppe völlig anders – bei italienischen Männern: Die assoziieren mit der Farbe nämlich ihre Nationalmannschaft, die Azzurri. Und dieser Gedanke scheint alles andere als beruhigend zu sein.

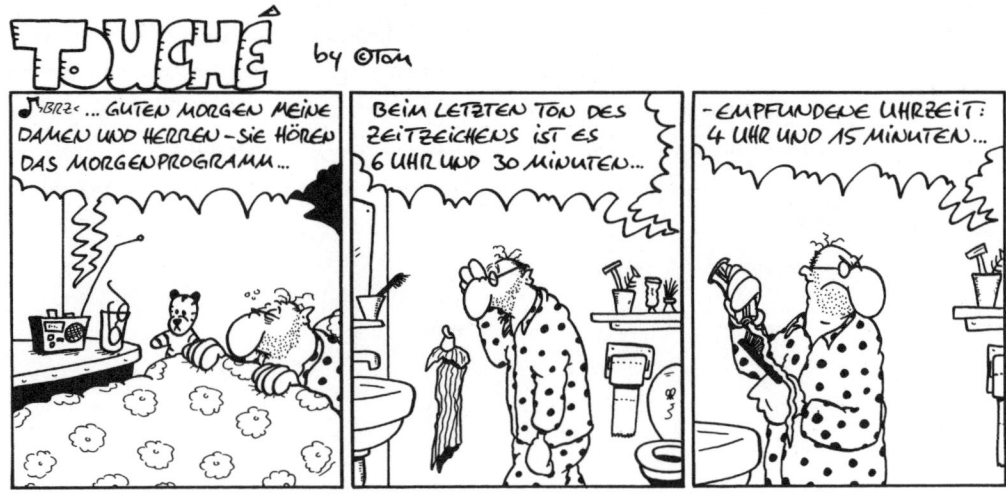

Auch die Form einer Tablette ist wichtig für ihre Wirkung: Kleine und große Tabletten wirken mehr als die in mittlerer Größe. Großen Tabletten wird offensichtlich eine große Menge von Wirkstoff unterstellt. Sehr kleinen Tabletten dagegen eine hohe Konzentration. Nur die mittleren Tabletten fallen aus dieser Erwartung heraus – sie wirken entsprechend schwächer.

Wirksamer als eine Tablette schließlich ist eine Kapsel. Vielleicht weil sie durch die Konsistenz ihrer Oberfläche oder ihre Größe schwer zu schlucken ist. Vielleicht, weil sie an frühere Behandlungen mit hochwirksamen Antibiotika erinnert. Jedenfalls wirkt der gleiche Wirkstoff in Form einer Kapsel mehr als in Form einer Tablette.

Doppelspalt

Hat eine Tablette einen Spalt, wird sie mit einem Kopfschmerzmittel assoziiert. Heißt sie Aspirin, wird das Kopfschmerzmittel für wirksamer gehalten, als wenn sie „nur" ASS (Acetylsalicylsäure) enthält. Allerdings enthält auch eine Aspirin nur ASS – der Wirkstoff ist derselbe, die empfundene Wirkung nicht. Am allerbesten allerdings wirkt ein Medikament, wenn es nicht geschluckt wird, sondern gespritzt. Vielleicht sind es die Schmerzen der Injektion, vielleicht der Glaube, dass das Medikament sofort ins Blut kommt – Spritzen wirken. Und wenn das in der Spritze sichtbare Präparat dann noch eine schwere purpurne Farbe hat und als hochwirksames Schmerzmittel gepriesen wird, dann entspricht seine Wirkung der einer hochdosierten Morphiumgabe.

Unabhängig von der Darreichungsform: Ein ganz entscheidender Faktor ist der Preis: Ein teures Medikament wirkt besser als ein billiges. Schon der Satz

„da hat ihnen der Doktor aber ein wirklich teures Rezept ausgestellt" kann eine heilende Wirkung haben. Entsprechend schwierig ist es, wenn Patienten auf ein wirkstoffgleiches, aber billigeres Nachahmerpräparat umgestellt werden: Der Patient vermisst sein vertrautes Medikament. Er fühlt sich auf eine Billigschiene abgeschoben. Die Wirkung der Medikamente verpufft, weil das Vertrauen schwindet.

In aller Kürze

Jedes Medikament wirkt durch seinen Wirkstoff und durch die äußere Form. Sind Tabletten teuer, sehr klein, verkapselt und haben einen bekannten Namen, dann wirken sie automatisch besser – völlig unabhängig davon, was sie enthalten: Placebo. Aber auch Nebenwirkungen treten entsprechend häufiger auf: Nocebo.

Risiko Privatpatient – von eifrigen Ärzten, Check-up-Kliniken und vielen Befunden

Wenn keine Krankheiten oder Veränderungen gefunden wurden, wurde nur nicht gründlich genug gesucht. Wer angstfrei leben möchte, sollte Check-up-Kliniken meiden – und nicht privat versichert sein.

Ein Fall aus der Praxis

Der Mann mittleren Alters hatte Schwindel. Und zwar immer dann, wenn er sich nach der Gartenarbeit aus der Hocke wieder aufrichtete. Der Schwindel selbst dauerte jeweils nur Sekunden. Nur leicht besorgt meldete er sich bei seinem Arzt. Der maß den Blutdruck, machte ein Ruhe- und ein Belastungs-EKG und veranlasste auch noch eine umfangreiche Bildgebung mit Computertomografie. Und schließlich noch einen Herzkatheter. So jedenfalls erzählte der Mann seine eigene Krankengeschichte am Rande eines Vortrags.

Die korrekte Diagnostik wäre einfacher, billiger, schneller und ungefährlicher gewesen: den Blutdruck im Liegen messen, den Patienten aufstehen lassen und im Minutenabstand weiter messen (dieser sogenannte Schellong-Test ist seit über einem halben Jahrhundert bekannt und bewährt). Die Beschreibung des Patienten allein reicht fast schon aus, um einen sogenannten orthostatischen Schwindel zu erkennen. Der tritt auf, wenn das Herz nach längerem Sitzen, Liegen oder eben Hocken plötzlich mehr arbeiten muss, weil die Person sich aufrichtet. Wenn nach längerem Hocken zusätzlich Blut in den Beinen versackt ist, ist eine kurze Schwindelsymptomatik normal. Der Mann hatte aber, auf Nachfrage, noch einen Risikofaktor, der die ausufernden Untersuchungen mitverursacht haben wird: Er war privat versichert.

Check-up

Vorbeugen ist gut, denn Gesundheit ist wichtig. Die Verantwortung für ihre Mitarbeiter hat viele große Unternehmen dazu gebracht, zumindest ihrem Spitzenpersonal einen regelmäßigen Gesundheitscheck zu gönnen. Wobei der bei einigen Unternehmen kein Angebot ist, sondern Pflicht – denn ein gesunder Manager ist auch eine Versicherung für den Erfolg seines Arbeitgebers. Luxuriöse Privatkliniken bieten ein gepflegtes Ambiente und einen umfassenden Check: vom Belastungstest bis zur Ultraschalluntersuchung von Herz, Bauch und Schilddrüse, vom umfassenden Bluttest bis zum EKG. Und sogar eine kernspintomografische

Ganzkörperuntersuchung wird angeboten. Die Preise zwischen Basis- und Top-check betragen je nach Leistung selten unter 1000, gern aber bis zu 3000 Euro. Es gibt keine offiziellen Zahlen, wie viele dieser Checks in Deutschland abgewickelt werden – grob geschätzt sind es mehrere zehntausend pro Jahr.

Nur wertlose Zufallsbefunde?

Und das Ergebnis? Obwohl sich in Deutschland ein gutes Dutzend Anbieter auf das Check-up-Geschäft spezialisiert hat und obwohl sie auf die Erfahrung aus mehreren tausend Untersuchungen verweisen – die meisten geben keine Auskunft darüber, was die Untersuchungen wirklich gebracht haben. Damit bleibt die entscheidende Frage unbeantwortet: Retten die aufwendigen Untersuchungen Leben? Decken sie Krankheiten auf, von denen die Untersuchten vorher nichts wussten? Werden Behandlungen eingeleitet? Neue Medikamente gegeben? Eine solche Auswertung werde von ihnen nicht erwartet, heißt es.

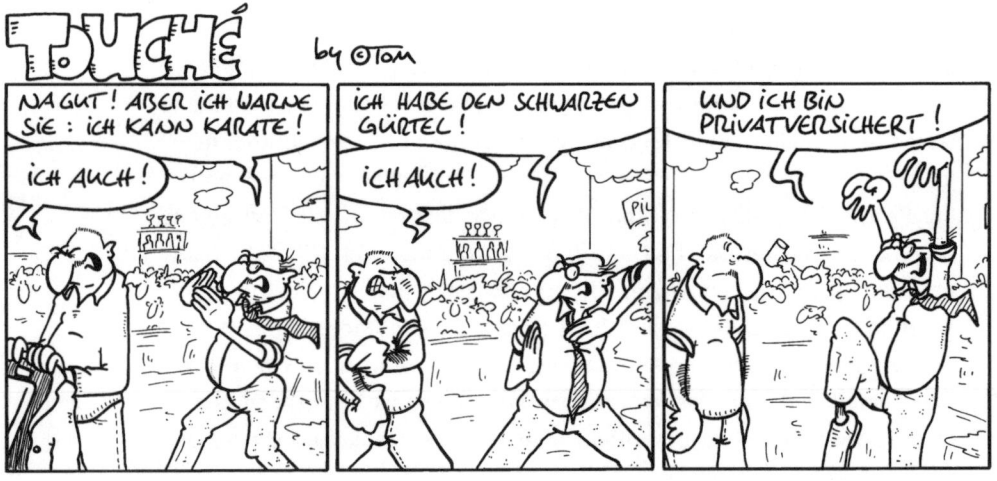

Finden wird man fast immer etwas, sogar bei einem völlig gesunden Menschen: Denn die Untersuchungen werden immer ausgefeilter, technischer und aufwendiger – schon um sich von den Mitbewerbern abzuheben. Ein Beispiel: Ein guter Standardcheck beinhaltet auch das sogenannte Dopplern der Halsschlagadern. Mit dem strahlenfreien Ultraschall werden die hirnversorgenden Arterien am Hals untersucht. Bei ungefähr jedem Vierten werden dann aber sogenannte Plaques gefunden – kleine Auflagerungen an der Innenwand der Adern. Ein normaler Befund, mit dem man eigentlich gut leben kann; eine Operation ist nur bei weit weniger als jedem 100. dieser Untersuchten zu empfehlen. Die anderen 99 können mit der leichten Verengung problemlos weiterleben. Aber alle erfahren das Ergebnis und leben den Rest ihres Lebens mit einer gefühlten Zeitbombe im Hals. Meist begleitet von dem Satz: „Das sollten wir beobachten." Man ist, wie gesund auch immer man sich vorher gefühlt haben mag, für den Rest des Lebens potentiell krank, bedroht, gefährdet.

Noch extremer ist es, wenn der ganze Körper durchleuchtet wird. Wenn gesunde Menschen in die Röhre gelegt werden, wenn man ihnen Kontrastmittel spritzt, um anschließend das gesamte Blutgefäßsystem abzubilden. Tatsächlich können so Verengungen in den Blutgefäßen entdeckt werden und umgekehrt auch Aussackungen. Tatsächlich bilden beispielsweise einige Tumore ein eigenes Netz zur besseren Blutversorgung und sind dadurch unter Umständen erkennbar. Allzu oft ist der Befund jedoch ein anderer: sogenannte Normvarianten, kleine Veränderungen ohne jeden Krankheitswert. Aber auch hier folgt meist der Satz: Das sollten wir beobachten. Der gesunde Mensch wird zum Patienten, zum Dauergast der Klinik.

Privatpatienten

Zu viele Untersuchungen können schaden – etwa durch Strahlung oder durch Komplikationen. Und es ist auffällig, dass Ärzte und ihre Angehörigen selbst eher restriktiv sind, was Untersuchungen und vor allem Behandlungen und Operationen angeht. Wer aber privat versichert ist, wird Jahr für Jahr besser versorgt: Um etwa vier Prozent steigen die Ausgaben für Privatversicherte – pro Jahr. Und das, obwohl die Einzelpreise der Leistungen seit Langem konstant sind.

Es handelt sich zum größten Teil um ein echtes Wachstum, keine Inflation. Das lässt sich an einfachen Krankheiten und Beschwerden beobachten. Hat ein Privatpatient Kopfschmerzen, bekommt er eine Hirnstromuntersuchung (EEG), wird in die Röhre geschoben und sein Blut wird untersucht. Oder ihm wird der Hals eingerenkt (eine hochumstrittene Methode). Es gibt in der Medizin keinen Schutz vor zu viel Diagnostik und Therapie – zumindest nicht für Privatversicherte. Den gesetzlich Versicherten schützt häufig die Krankenkasse – sie zahlt meist nur, was sie zahlen muss. Was zudem ein Schutz ihrer Versicherten ist. Die Privaten Kassen dagegen zahlen meist alles. Sie stellen sich nicht quer; aus Angst vor einem verärgerten Versicherten. Aber auch aus Angst vor einem verärgerten Arzt.

Worte statt Strahlen!

Bei Privatpatienten beeindruckt vor allem der Anteil hochtechnischer Untersuchungen – sie werden überproportional gut bezahlt. Ein langes Gespräch dagegen, diagnostisch oder beratend, lohnt sich eher nicht. Und so öffnet sich die Schere immer weiter: Immer mehr Untersuchungsbefunde werden immer weniger erklärt. Der Privatpatient bleibt mit immer mehr fraglichen Befunden allein. Und die Unsicherheit macht krank.

In aller Kürze
Die überbordende Technik in Praxen und in Check-up-Kliniken ist gefährlich: Sie konfrontiert Patienten mit einer großen Zahl an Auffälligkeiten, Grenzwerten und Bildern mit Normvarianten. Mit Befunden, die Angst machen.

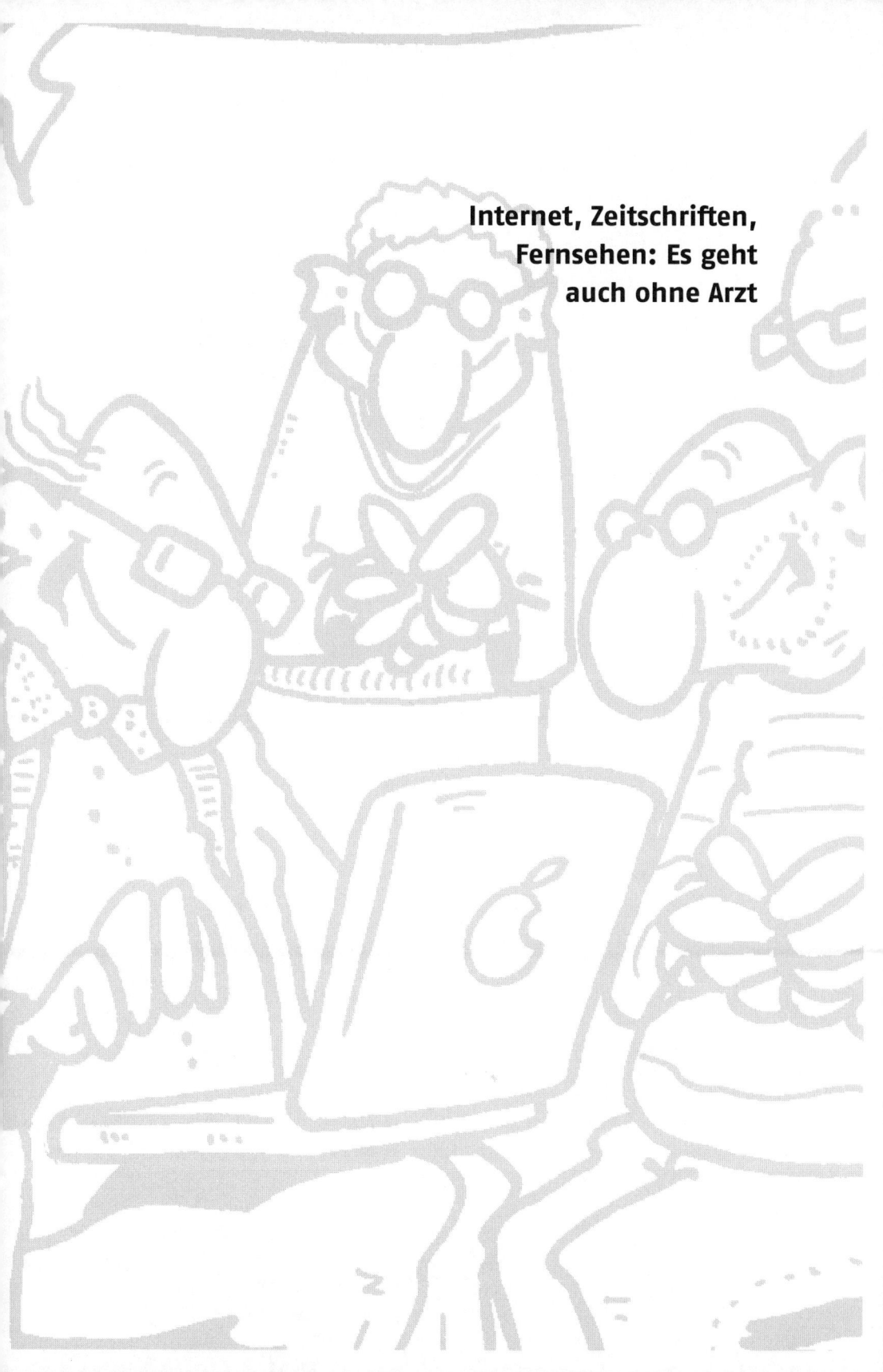

Internet, Zeitschriften, Fernsehen: Es geht auch ohne Arzt

Cyberchonder: Google statt Arzt

Google ersetzt den Arzt. Aber Google *weiß zu viel: Fieber und Schmerzen könnten Aids sein – oder einfach eine Grippe.*

Ein Fall aus der Praxis

Nach Monaten fand Melissa Woyechowsky endlich eine Antwort. Sie hatte im Netz nach der Ursache ihrer Beschwerden gesucht: Kribbeln und Taubheit in den Füßen. In einem Chatroom fand sie schließlich die Lösung – sie litt unter Multipler Sklerose. Die Diagnose ließ sie verzweifeln. Mehr als ein Jahr verbrachte sie damit, die vermeintliche Diagnose zu verarbeiten. Stundenlang saß sie vor ihrem Computer, suchte Informationen, diskutierte in Chatrooms. Die Gesundheitsseiten im Netz zerstörten ihr Leben – und retteten sie schließlich. Denn das Buch, das sie endlich erlöste, fand sie ebenfalls im Netz. Sie begriff, dass sie ein psychiatrisches Problem hatte – Krankheitsangst.

Die Psychiatrie heilte sie von der Angst. Und schließlich stellte Woyechowsky eine eigene Seite ins Netz, eine Internet-Plattform für Cyberchonder.

Die Leidensgeschichte von Melissa Woyechowsky wurde im April 2001 im englischen Independent vorgestellt – und der Begriff Cyberchonder geprägt. Sie war eine der Ersten.

Dr. med. Google

Ausgerechnet Microsoft. Forscher des Software-Riesen haben in einer groß angelegten Langzeitstudie das Suchverhalten von 515 Personen im Internet untersucht. Es ging um gesundheitsbezogene Anfragen. Das Ergebnis: „Art und Menge der online recherchierten medizinischen Inhalte standen in einem direkten Verhältnis zum Ausmaß der Übertreibung der eigenen Krankheit." Anders gesagt: Je mehr die Teilnehmer im Netz nach gesundheitlichen Themen suchten, desto mehr uferte die Selbsteinschätzung ihrer Beschwerden aus. Zu viel Netzrecherche macht krank. Denn bei der Suche nach einer Erklärung für die eigenen Symptome eskaliert die Diagnostik. Banale Erklärungen tauchen nur selten auf, spektakuläre oft. Schnupfen wird im Netz weniger diskutiert als Aids. Und entsprechend fatal fallen die Diagnosen dann auch aus. Wer nach Kopfschmerz sucht, findet Hirntumore statt Übermüdung. Wer nach Gliederschmerzen fahndet, stößt auf Rheuma statt Grippe. Das Netz weiß alles, kann aber nicht relativieren. *Google* ist ein schlechter Arzt.

Denn seine Algorithmen finden nicht das Wichtige im Netz, sondern das Populäre. Nach dem Prinzip, dass viele Sucher nicht irren können, rücken die beliebtesten Seiten in der Suchliste nach oben. Wer Kopfschmerzen eintippt, wird sich kaum durch die angekündigten knapp drei Millionen Ergebnisse quälen, sondern sich mit den ersten 10, 20 begnügen. Die aber können schlecht sein oder ganz schlecht.

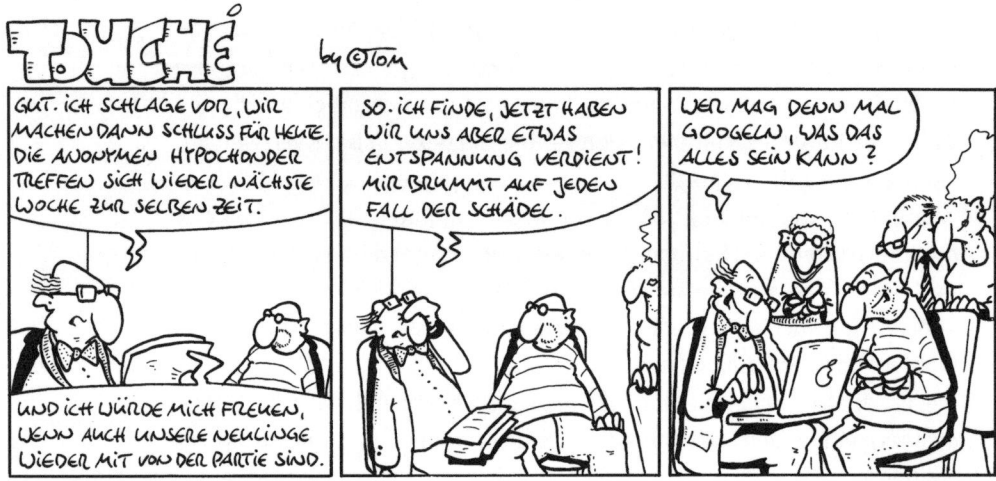

Online statt Apotheke

Dabei sind Gesundheitsseiten äußerst erfolgreich: 43 Prozent der Internetsurfer informieren sich in Blogs oder sozialen Netzwerken über Gesundheitsthemen, heißt es in einem Medialexikon. Jeder dritte Deutsche wendet sich im Krankheitsfall lieber an das Internet als an seinen Arzt, sagt das Europäische Amt für Statistik. Kein Wunder, denn *Google* beantwortet mehr Fragen als jeder Arzt und nimmt sich mehr Zeit als die gut 7 Minuten, die ein durchschnittliches Arzt-Patient-Gespräch dauert. Und *Google* bemüht sich um eine Sprache, die der Patient versteht. Aber *Google* merkt nicht, wenn der Patient am anderen Ende in Panik verfällt. Wenn er sich in diagnostische Irrschleifen verrennt. Wenn er Stunden oder Tage im Netz verbringt, weil er mit seiner vermeintlichen Krankheit nicht zurechtkommt. *Google* ersetzt weder Arzt noch Apotheker.

Oft kommen die Patienten hinterher mit einem Stapel Papier unterm Arm zum Arzt: „Ich habe da schon mal etwas herausgesucht." Beliebt sind solche Stapel unter Ärzten nicht. Und nur schwer korrigierbar: Denn das, was der Patient im Netz gefunden hat, schwarz auf weiß auf Seiten, die einen sehr seriösen Eindruck hinterlassen haben, lässt er sich nur noch schwer aus der Hand nehmen. Das Netz wird nicht hinterfragt.

Wer steckt dahinter?

Aber wer steckt hinter den Gesundheitsseiten, die *Google* findet? Meist ist es schwierig bis unmöglich, den Betreiber einer Homepage zu erkennen. Oft sind eigennützige Interessen im Spiel. Seiten werden von Firmen gesponsert, die medizinische Produkte verkaufen. Und deren Präparate tauchen dann meist auch an exponierter Stelle in scheinbar neutralem Umfeld auf. Kein guter Ratgeber. Eine oft unterschätzte Informationsquelle sind die Seiten von Selbsthilfegruppen, auf denen sich Betroffene organisieren – von Rheuma bis Parkinson, von Alkoholismus bis zur Schuppenflechte. Durch Infomaterial findet jeder Betroffene Tipps und Tricks rund um seine Krankheit. Aber auch hier nimmt die Industrie oft Einfluss und versucht, ihre eigenen Produkte zu lancieren. Vor allem chronisch Kranke, etwa mit Rheuma oder Multipler Sklerose, sind wirtschaftlich interessant. Bei jährlichen Behandlungskosten von mehreren Zehntausend Euro für ein einziges Präparat eines MS-Kranken kann sich die Unterstützung für eine entsprechende Selbsthilfegruppe schnell lohnen. Nach der Diagnostik kommt die Therapie – und auch hier bietet das Internet einen Komfort, den der Arzt nicht kennt. Wer ein Medikament zu brauchen glaubt, kann es sofort und per Mausklick bestellen. Diskreter als beim Arzt. So ist das Netz etwa für Viagra eine unauffällige Alternative zur Apotheke. Der Onlineversender fragt nicht nach Herzerkrankungen und misst nicht den Blutdruck. Aber nicht nur Viagra hat erhebliche Nebenwirkungen – wenn es denn wirklich Viagra ist. Denn Medikamente, die im Netz bestellt werden, sind in der Regel zwar billiger, enthalten jedoch oft überhaupt keinen Wirkstoff.

Qualität ist sichtbar

Wer im Netz nach medizinischen Informationen sucht, sollte nach den entsprechenden Qualitätssiegeln Ausschau halten. Das „Aktionsforum Gesundheitsinformationssystem" hat ein Siegel entwickelt, mit dem die Qualität von Seiten im Netz beurteilt wird: Unter dem Namen „afgis" ist es auf Gesundheitsseiten zu sehen, die entsprechende Mindestanforderungen erfüllen. Die „Health on the Net Foundation" hat das HON-Code-Siegel – auch das ein Garant für medizinische Seriosität.

In aller Kürze

Medizinische Suchanfragen im Internet führen zu Extremdiagnosen. Der Einfluss von Pharmafirmen ist groß und versteckt. Nur Seiten mit Qualitätssiegel sind unabhängig und seriös.

Morbus Mohl: Eine Fernsehsendung wird zur Dienstagskrankheit

Wer intensiv in sich hineinhört, wird auch Symptome finden – der klassische Noceboeffekt. Die Medien liefern die Grundlage.

Ein Fall aus der Praxis

Auf dem Flur einer deutschen Uniklinik: Fünf Neurologen, fertige und angehende Fachärzte, stehen bei der täglichen Visite vor einem Krankenzimmer und reden über den nächsten Patienten. Er hat ALS, eine der schlimmsten Krankheiten, die es in der Neurologie gibt. Bei dieser Krankheit, unter der auch der berühmte Physiker Stephen Hawking leidet, verliert der Körper langsam die Kontrolle über alle Muskeln, zuletzt sogar über die Atemmuskulatur. Das erste Anzeichen dieser fatalen Erkrankung sind nicht kontrollierbare Muskelzuckungen.

Die hatte ich Jahre zuvor an mir selbst beobachtet, und zwar genau in der Phase des Studiums, in der die Krankheit zum ersten Mal in der Vorlesung auftauchte. Muskelzuckungen am Augenlid. Aber auch an der Hand. Und schließlich am Oberarm. Zwar lernt man im Studium auch, dass gesunde Muskeln gelegentlich zucken. Doch es könnte eventuell ALS sein, gegen die es bis heute keine Therapie gibt. Ein Einzelfall eines überspannten Neurologen? Ganz und gar nicht: In dem kurzen Gespräch vor der Tür des Patienten mit ALS erwähnte einer der Ärzte ganz beiläufig, dass er im Studium mehrere Monate geglaubt hatte, unter dieser Krankheit zu leiden. Die anderen amüsierten sich; alle, ohne Ausnahme, hatten Wochen oder gar Monate unter ALS zu leiden geglaubt. Einer war so weit gegangen, sich einer aufwendigen und schmerzhaften Untersuchung zu unterziehen. Alle stellten sich letztlich als gesund heraus. Aber ALS ist als eingebildete Krankheit verführerisch, weil sie fast unmerklich mit Symptomen beginnt, die auch ohne ALS auftreten können: Vereinzelte Muskelzuckungen sind normal – sogar ein Neurologe hat Angst.

Das wöchentliche Gesundheitsmagazin

Im Januar 1964 eroberte die Gesundheit das Zweite Deutsche Fernsehen: Der Fernsehjournalist Hans Mohl moderierte zum ersten Mal das *Gesundheitsmagazin Praxis*. 375 Sendungen später hatte er sich als der berühmteste Arzt Deutschlands einen Namen gemacht – obwohl er kein Arzt war. Und längst ist nach ihm eine Krankheit benannt, wenn auch nicht offiziell: der Morbus Mohl. Die Krankheit trat 18 Jahre lang vor allem dienstags auf, dann weitere 18 Jahre vor allem donnerstags – die Praxen waren oft voller als am traditionell übervollen Montag, dem Tag nach einem langen Wochenende. Die Ursache: Das Gesundheitsmagazin war jeweils am Vortag ausgestrahlt worden (der Sendetag war verändert worden). Am Folgetag waren dann die Arztpraxen voller Menschen, die die genannten Symptome an sich selbst beobachtet hatten und Aufklärung suchten: Morbus Mohl.

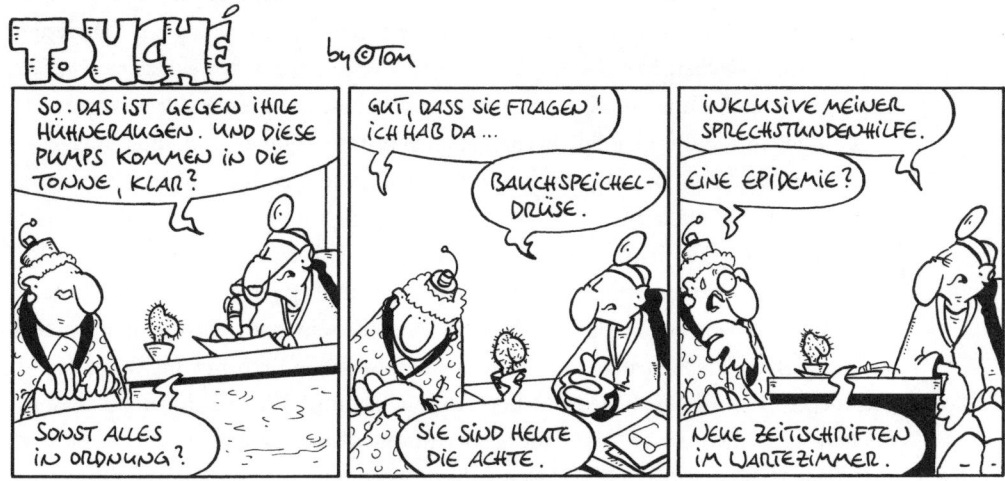

Mohl war einer der Ersten, der die Bedeutung gesundheitlicher Aufklärung für die Medien begriffen hatte. Seine Sendung überlebte sagenhafte 40 Jahre – 30 davon hatte er sie selbst moderiert. Mohls Schwerpunkt war die Vorsorge. Aber er hatte auch schon kontroverse Themen in der Sendung wie etwa einen Apothekentest, der bereits 1972 schlechte Beratung in Apotheken thematisierte. Oder eine Reportage über Missstände in psychiatrischen Anstalten. Oder die gesundheitlichen Folgen der Reaktorkatastrophe in Tschernobyl. Standardthemen der Sendung waren allerdings die alltäglichen Krankheiten, die Folgen falscher Ernährung, die Konsequenzen des Rauchens, die Gefahren im Urlaub.

Mittlerweile gibt es zahlreiche Gesundheitssendungen. Und gesundheitliche Themen sind ein willkommener Quotengarant für Fernsehsendungen, Zeitungen und Zeitschriften. Der *Spiegel* etwa machte im Jahr 2010 mit vier medizinischen Titeln auf, ein Jahr vorher mit sechs. Der *Stern* sogar mit elf Titeln im Jahr 2010, viele im Imperativ: „Machen Sie sich fit." oder „Geh zum Arzt, Mann!" Denn Medizinthemen machen Auflage. Und werden gelesen. Sogar in Wirtschaftszeitschriften gehören die medizinischen Artikel stabil zu den meistgelesenen. Nach einem

Gesundheitstitel steigen die Auflage der Zeitschrift und die Zahl der Leserbriefe. Und der Autor wird zum Arzt, auch wenn er keiner ist. Anrufer wollen Rat im Speziellen – bezogen auf den aktuellen Artikel – und im Allgemeinen: „Ich habe seit vielen Jahren Schmerzen …" Der Journalist ist längst der zweite Arzt, wenn der Leser mit seinem Arzt nicht zufrieden ist.

Patienten glauben, was sie schwarz auf weiß lesen, und für den „weiterbehandelnden" Arzt ist es überaus schwierig, den Empfehlungen aus Zeitschrift oder Fernsehen nicht zu folgen. Dabei prallen zwei Welten aufeinander. Das Problem der Journalisten: Es sollten möglichst aktuelle, neue, durchschlagende Therapien präsentiert werden. Vor der Konkurrenz. Das Problem der Ärzte: Das, was gerade als neue Behandlungsoption vorgestellt wurde – auf Kongressen, Pressekonferenzen oder in Meldungen der Nachrichtenagenturen – gibt es im Labor, aber noch nicht in der Apotheke. Die Artikel versprechen, was die Medizin auf Jahre hinaus noch nicht halten kann.

Das zweite Problem: Journalisten brauchen Schlagzeilen. „Sieg über den Rückenschmerz" verkauft sich besser als etwa „Kampf gegen den Rückenschmerz". Auch wenn von einem Sieg noch lange keine Rede sein kann. Richtig unangenehm wird es nach Überschriften wie „Schulmedizin setzt auf Krebsheilung durch Handauflegen" in einer großen deutschen Regionalzeitung. Wenn dann noch versprochen wird, dass durch Meditation „bestimmte Bauchspeicheldrüsen-Tumore zu besiegen" seien, dann steht der Arzt auf verlorenem Posten, wenn er mit Operation, Chemotherapie oder Bestrahlung „droht". Meditation statt Operation – wer will das nicht! An der Technischen Universität Dortmund hat sich gerade der „Medien-Doktor" konstituiert: Journalisten schauen Journalisten auf die Finger, wenn diese medizinische Artikel schreiben. Nach genau 13 Kriterien werden die getesteten Artikel untersucht. Etwa danach, ob die beschriebene Behandlung überhaupt verfügbar ist. Oder der Frage nach der Unabhängigkeit der zitierten Fachleute. Artikel erhalten bis zu fünf Sterne – der Artikel „Unregelmäßiger Sex kann tödlich sein" erhielt zwei. Selbst wenn die Reaktion der betroffenen Journalisten nicht ausschließlich positiv ist – der Medien-Doktor ist eine wichtige Kontrolle.

In aller Kürze

Den Medien – Radio und Fernsehen, Zeitungen und Zeitschriften – bringen Gesundheitsthemen verlässliche Quoten. Der Journalist ist längst der bessere Arzt, zumindest der einflussreichere. Beschreibt er Krankheiten und ihre Symptome, füllt er Arztpraxen – oder macht krank: Nocebo.

Massenhysterie und Elektrosmog

Hysterische Verhaltensweisen stecken an – auch wenn die Betroffenen sich wehren: Nocebo.

Ein Fall aus der Praxis

Macht Handystrahlung krank? In einer Studie an der Universität Essex wurde zumindest eine Teilantwort gefunden. Dazu wurden 44 Personen, die häufig über Beschwerden durch Handystrahlung berichtet hatten, sowie 114 „unempfindliche" Personen untersucht. Sie wurden verschiedenen Strahlungsarten ausgesetzt. Genau 50 Minuten dauerte der Provokationstest. Anschließend klagten die sensiblen Teilnehmer über Kopfschmerzen und Übelkeit. Die anderen nicht. Mehr noch: Die kranken Teilnehmer hatten – als Zeichen von Stress und Unwohlsein – auch vermehrt Schweiß auf der Haut sowie eine Erhöhung der Herzfrequenz. Die beklagten Symptome waren also nicht vorgeschoben.

Aber die Handystrahlung war nicht die Ursache. Zwar hatten die Forscher ihren Probanden 50 Minuten Strahlung angekündigt, die Antennen hatten sie jedoch nur manchmal wirklich angestellt. Die Beschwerden der Teilnehmer waren völlig unabhängig davon: Sie traten auf, egal ob die Antenne strahlte oder nicht. Allein die Erwartung der Strahlung erzeugte das massive Unwohlsein. Vorausgesetzt, die Personen hielten sich selbst für strahlungssensibel.

Strahlung spürt man nicht

Im März 2011 kam es nach dem verheerenden Erdbeben in Japan im Atomkraftwerk Fukushima zu einer Kernschmelze. Radioaktivität trat aus und breitete sich zunächst aufs Meer aus, danach über Land, schließlich auch Richtung Tokio. Der Größte anzunehmende Unfall (GAU) hatte offensichtlich stattgefunden. Der beliebte Begriff „Super-GAU" ist Unsinn – der größte Unfall ist nicht steigerbar. Was folgte war ein chaotisches Krisenmanagement und eine völlig verfehlte Informationspolitik. Noch vier Wochen nach der Katastrophe war völlig unklar, ob und welche Lebensmittel gesundheitlich unbedenklich waren. Ob das Wasser für Kleinkinder oder wenigstens Erwachsene genießbar war. Ob die Luft zum Atmen sicher war.

Eine schlimmere Situation ist kaum denkbar: Der Mensch hat kein Organ für radioaktive Strahlung. Man sieht sie nicht, man fühlt sie nicht – und sie könnte doch da sein. Hinzu kommt: Eine beginnende Strahlenkrankheit macht zunächst vollkommen unspezifische Symptome – Kopfschmerz und Durchfall, Schwäche und Anfälligkeit für Infektionen. Der japanische GAU ist die psychologisch schlimmste aller denkbaren Situationen: der völlige Kontrollverlust. Trotzdem blieb die Panik in Japan aus – auch eine Folge der Sozialisation, die öffentliche Emotionalität verbietet.

Gut 10 000 Kilometer weiter östlich war es ganz anders: In Kalifornien sorgten sich die Amerikaner um ihre Gesundheit. Ein kontinuierlicher Westwind drohte die Radioaktivität über den Pazifik zu wehen. Die Angst war längst angekommen. Geigerzähler waren teilweise ausverkauft, Jodtabletten fast überall. Die Wahrnehmung der Gefahr hat nichts mit der objektiven Gefahr zu tun. Je unsichtbarer die vermeintliche Gefahr ist, desto einfacher ist die Suggestion.

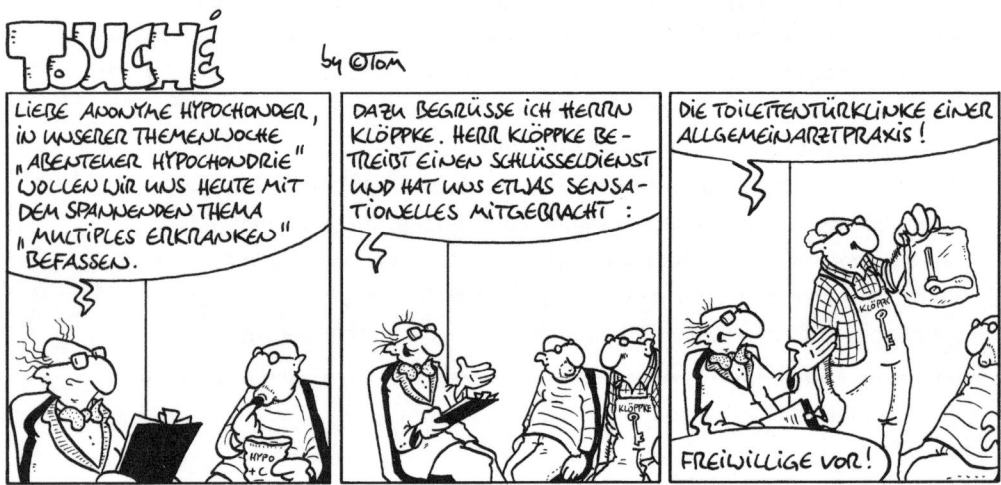

Hysterie war weiblich

Massenhysterien sind ein altes Phänomen, bei Alten und Jungen. Im englischen Blackburn waren einige Schülerinnen beim morgendlichen Appell ohnmächtig geworden. Die Lehrer hatten Angst um die Gesundheit der Schülerinnen – und ihre Angst steckte an und ließ die Situation weiter eskalieren. Am Ende des Vormittags hatten 141 Schüler Atemnot und Übelkeit, Krämpfe und Schwindel. 85 von ihnen wurden in die Klinik gebracht. Nach einer Woche intensiver Suche stellte sich heraus: Es gab keine objektiv messbare Ursache. Die Hysterie selbst war ansteckend gewesen. Auffällig aber: Frauen und Mädchen sind von solchen hysterischen Reaktionen häufiger betroffen als Männer.

Tatsächlich dachte man früher, Hysterie sei ein rein weibliches Phänomen und entstehe in der Gebärmutter. Nicht zufällig ist das Wort für Hysterie identisch mit der griechischen Bezeichnung der Gebärmutter: Hystera. Die Erklärung hat sich überholt. Vermutlich ist es eher die gesellschaftliche Rolle, die den Frauen vor allem in Ländern der Dritten Welt wenige Freiheiten gibt, sich auszuleben. In Tansania etwa kommt es regelmäßig zu Massenhysterien in Schulen: Mädchen kollabieren, schreien panisch, rennen durch die Schule. Oft sind diese Entladungen die letzte Folge einer langen Phase von Stress und Anspannung. Meist im Zusammenhang mit Prüfungssituationen.

Tänzer wider Willen

Der skurrilste Fall einer Massenhysterie ereignete sich im Jahr 1518 in Straßburg. Es begann mit einer Frau, die auf den Straßen der Stadt zu tanzen anfing. Tagelang. Und immer mehr andere, Frauen und Männer, fielen ein. Schließlich waren 400 tanzende Personen auf den Straßen der Stadt. Einige der Tänzer starben schließlich durch Erschöpfung. Aber die Tanzexzesse waren kein Einzelfall: Diese Art von Hysterie verbreitete sich in mehreren Fällen zwischen 1017 und 1518 – in Straßburg, aber auch in Deutschland und der Schweiz. Den Ereignissen waren jeweils extreme Stresssituationen vorausgegangen: eine verheerende Flut, Hungersnot, Syphilis und die Pest. Der Tanz war die Entladung.

Andere Zeiten, andere Länder, andere Hysterien: Koro etwa ist in Südostasien eine gefürchtete Krankheit. Die Angst besteht darin, der Penis könne im Körper verschwinden. Und die betroffenen Männer versuchen alles, um das zu verhindern – bis hin zu Selbstverstümmelungen. Diese skurrilen Krankheiten eint, dass sie auf Nachahmung und Suggestion basieren. Massenhysterien sind kulturabhängig. Der Noceboeffekt hat weltweit ganz verschiedene Gesichter.

In aller Kürze

Hysterie ist ansteckend – ihre Form ist kulturabhängig. Moderne Menschen leiden unter Handystrahlung, im Mittelalter tanzten sich Menschen zu Tode.

Lebensmittel machen krank

Etwa 20 Prozent der Deutschen glauben, sie würden auf Lebensmittel allergisch reagieren – 90 Prozent von ihnen irren, haben aber trotzdem Symptome: ein klassischer Noceboeffekt.

Ein besonderer Fall

„Ich hätte gern den Chefsalat, aber Essig und Öl servieren Sie extra und den Apple Pie à la Mode." ... „Aber den Kuchen bitte heiß, wenn es geht. Und ich will das Eis nicht obendrauf, ich will es extra und ich hätte gern Erdbeer- statt Vanilleeis, wenn es geht. Wenn nicht, kein Eis . . . nur Schlagsahne . . . aber nur frische. Wenn sie aus der Dose kommt, gar nichts."
Aus dem Kinofilm *Harry und Sally*, 1989

Eine der berühmtesten Bestellungen der Kinogeschichte: Harry bestellt die Nummer 3, Sally hat nur Extrawünsche. Die Wirklichkeit in deutschen Restaurants wird dem Film immer ähnlicher. Die Frage nach Erdnuss im Kuchen, nach Laktose in der Milch, nach Ei in der Sauce wird für immer mehr Deutsche lebenswichtig. Nicht weniger als jeder fünfte Deutsche leidet unter einer Lebensmittelallergie oder einer Nahrungsmittelunverträglichkeit (siehe Infokasten rechts). Oder besser: Jeder fünfte glaubt, daran zu leiden. In Wirklichkeit sind die Zahlen ganz andere: Etwa zwei bis drei Prozent der Erwachsenen und vier Prozent der Kleinkinder haben wirklich eine Nahrungsmittelallergie. Unter einer Nahrungsmittelintoleranz leidet in Wahrheit „nur" ein Prozent der Bevölkerung. Aber das Missverhältnis zwischen Krankheit und Wahrnehmung ist groß. In den USA glauben sogar 30 Prozent an irgendeine Form von Allergie auf Lebensmittel – in Wirklichkeit sind es etwa vier Prozent. Knapp 15 Millionen Deutsche gehen irrtümlich davon aus, eine Lebensmittelallergie zu haben. Sie meiden die entsprechenden Nahrungsmittel, bestellen im Restaurant nicht nach Geschmack, sondern nach Inhaltsstoffen und studieren lange Zutatenlisten im Supermarkt. Und das, obwohl sie gesund sind.

Woher kommt das Missverhältnis zwischen Krankheitsgefühl und Krankheit? Die relativ unspezifischen Symptome einer Nahrungsmittelallergie drängen den Verdacht oft auf: Die Mundschleimhaut kann jucken, die Nase laufen, der Kopf schmerzen oder die Haut sich röten. Symptome, die einzeln oder zusammen zwangsläufig immer mal wieder auftreten werden. Hinzu kommt eine breit gestreute Angst vor Allergien, vor ungesunden Lebensmitteln, vor Giften

Nahrungsmittelallergie

Die **Symptome** sind vielfältig: von Schleimhautschwellungen über Übelkeit und Erbrechen bis zu Hautausschlägen. Im schlimmsten Fall kann der Körper mit einem so genannten „anaphylaktischen Schock" reagieren: Der Kreislauf bricht zusammen und der Zustand kann schließlich sogar zum Tod führen. Eine Nahrungsmittelallergie ist eine klassische allergische Reaktion auf bestimmte Teile von Lebensmitteln. Das Immunsystem bekämpft diese Substanzen und versucht sie zu eliminieren.

Häufig sind neben der klassischen Allergie **Kreuzallergien**: Ursprünglich besteht eine Inhalationsallergie etwa gegen Birkenpollen, aufgrund der Ähnlichkeit der Proteine reagiert der Körper aber auch auf ähnliche Inhaltsstoffe, beispielsweise von Äpfeln. Eine Kreuzreaktion verläuft meist weniger heftig als eine klassische Allergie. Die **Ursache** gehäufter Allergien ist unklar. Auffällig ist, dass bei ausgeprägter Hygiene in der Kindheit Allergien im Erwachsenenalter häufiger sind. Eine Theorie besagt, dass ein „unterfordertes" Immunsystem die Entstehung von Allergien fördert. Zur Diagnostik von Allergien können Beschwerdetagebücher geführt werden. Bei Verdacht macht der Arzt Provokationstests auf der Haut (Prick-Tests).

Nahrungsmittelunverträglichkeit

Hierbei ist das Immunsystem im Gegensatz zur Nahrungsmittelallergie nicht beteiligt. Dem Körper fehlen zur Verdauung bestimmte Enzyme. Dadurch können sich Stoffe im Körper anreichern oder es kann zu Beschwerden bei der Verdauung kommen. Bei der Laktoseintoleranz etwa fehlt das Enzym Laktase – der Zweifachzucker Laktose kann nicht gespalten werden und gelangt unverdaut in den Dickdarm, wo er von Bakterien verdaut wird, was zu Bauchschmerzen, Krämpfen, Blähungen und Erbrechen führen kann. Nahrungsmittelunverträglichkeiten sind seltener als Lebensmittelallergien und in keinem Fall akut lebensbedrohlich.

in der Nahrung und vor Gentechnik. Und schließlich die Lebensmittel selbst, beziehungsweise deren Verpackung: Ein Blick auf die Zutatenliste reicht aus, um Symptome auszulösen. Die Liste der Inhaltsstoffe liest sich wie ein Beipackzettel – mit allen Risiken und Nebenwirkungen. Und so wie Medikamente häufig Nebenwirkungen erzeugen, einfach weil die Patienten sie erwarten, so erzeugen auch Lebensmittel eine ganz bestimmte Art von Nebenwirkungen: Allergien.

Dass Allergien in westlichen Ländern häufiger geworden sind, ist unstrittig. Vermutlich ist gerade eine ausgeprägte Hygiene mitverantwortlich: Das unterbeschäftigte Immunsystem reagiert statt auf wirkliche Bedrohungen zunehmend auf harmlose Stoffe (siehe Infokasten Seite 85). Auch eine bewusst allergenfreie Ernährung von Säuglingen im ersten Lebensjahr scheint nicht vor Allergien zu schützen, sondern sie im Gegenteil zu fördern. Fisch, oft in der Ernährung von Kleinkindern gemieden, soll dagegen vor Allergien eher schützen. Die gute Nachricht: Je früher im Leben eines Kindes eine Allergie auftaucht, desto wahrscheinlicher ist es, dass sie auch wieder verschwindet. Bei Erwachsenen ist es anders: Das Immunsystem scheint eine Prägung nicht mehr zu verlieren – einmal allergisch, immer allergisch.

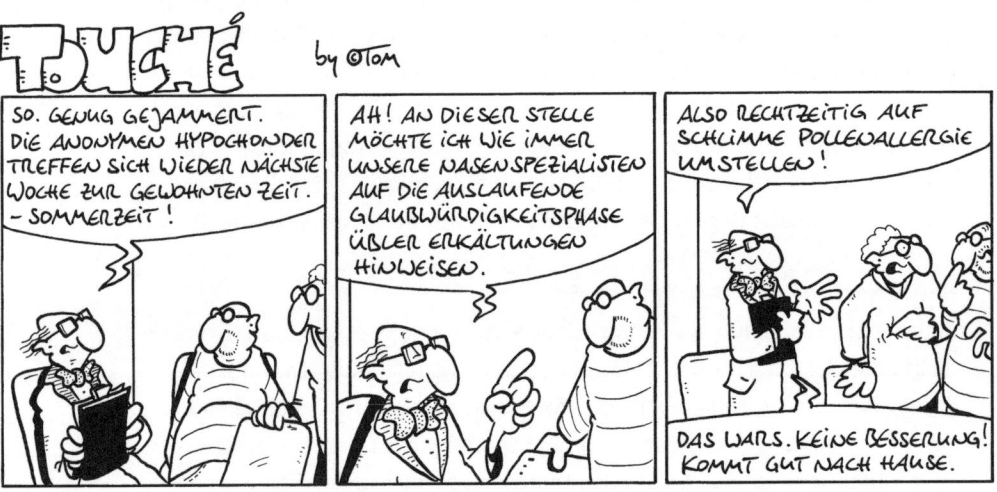

Aber es ist wichtig abzuklären, ob eine Allergie wirklich eine Allergie ist. Und dafür gibt es Angebote, vor denen die Allergologen sehr ausdrücklich warnen. So kann eine bestimmte Gruppe von Antikörpern, das Immunglobulin G, kurz IgG, im Blut gemessen werden. Diese Leistung wird zwar meist nicht von den Kassen bezahlt, von Ärzten aber gern angeboten. Mit dem Versprechen, durch spezifische IgGs sogar die Nahrungsmittel zu identifizieren, gegen die der Betroffene allergisch ist. Von reiner Geschäftemacherei sprechen die Allergologen, von einem sinnlosen Test die Leitlinien der Fachgesellschaft: „Der allergenspezifische Nachweis von IgG- oder IgG4-Antikörpern gegen Nahrungsmittel ist zur Abklärung und Diagnostik von Nahrungsmittelunverträglichkeiten ungeeignet und strikt abzulehnen", heißt es im Vorwort der aktuellen Leitlinie. Das Schlimmste an dem Test ist dabei weniger das Geld, das der Patient zum Fenster herauswirft, als das Ergebnis: Wenn der Test zu Unrecht etwa eine Meeresfrüchteallergie diagnostiziert, wird der Patient den Test nie mehr hinterfragen und für den Rest seines Lebens Meeresfrüchte meiden.

Die meisten Allergiker sind nicht Opfer ihres Immunsystems, sondern falscher Diagnostik – oder fehlender Diagnostik. Jeder Betroffene sollte seine eigene Allergie kritisch hinterfragen und mit dem Arzt sprechen. Ein anderes Immunglobulin, IgE, kann zumindest beweisen, dass eine allergische Reaktion vorliegt – oder eben nicht. Der nächste Schritt ist eine Allergentestung auf der Haut: Mehrere Flüssigkeiten, die die verdächtigen Allergene enthalten, werden auf den Unterarm getropft und mit einer kleinen Nadel in die Haut geritzt. Damit zeigt sich, ob der Körper gegen die entsprechenden Stoffe sensibilisiert ist. Aber sensibilisiert heißt noch nicht allergisch.

Der letzte Schritt sind schließlich Provokationstests, bei denen die fraglichen Substanzen möglichst geschluckt werden – zunächst in kleiner, dann in größerer Konzentration und möglichst so, dass der Patient nicht weiß, was er gerade zu sich nimmt. Und erst wenn dann eine Reaktion folgt, ist der Betroffene wirklich allergisch. Und erst dann muss er diese Allergene wirklich meiden. Oder sich zu einer Desensibilisierung entscheiden, wenn die Allergie eine allzu große Einschränkung des normalen Lebens ist – etwa eine Bienenstichallergie beim Imker.

Aber die meisten Allergiker sind gar nicht allergisch. Sie reagieren auf bestimmte Stoffe in Lebensmitteln, auch wenn diese Stoffe in den Lebensmitteln gar nicht enthalten sind. So wird der Satz „dieser Joghurt kann Spuren von Erdnüssen enthalten" zu einer sich selbst erfüllenden Prophezeiung, wenn der Kunde glaubt, gegen Erdnüsse allergisch zu sein. Die Erwartung von allergischen Reaktionen kann ausreichen, die Reaktionen auszulösen. Es ist höchste Zeit, die eigenen Allergien kritisch zu hinterfragen.

In aller Kürze
Die meisten Allergiker sind nicht das Opfer ihres Immunsystems, sondern einer falschen oder fehlenden Diagnostik. Auf eine echte Allergie kommen zehn eingebildete. Wer an seine Allergie glaubt, bekommt auch die passenden Symptome: Nocebo.

Wunderheiler außer Kontrolle

Der Wunsch nach Heilung macht Patienten unkritisch – und lässt viele Osteopathen, Heilpraktiker und Ärzte jenseits aller Vernunft praktizieren.

Ein Fall aus der Praxis

„Ich war mit meiner Migräne beim Osteopathen. Er hat festgestellt, dass sie von meiner Leber kommt, weil die nicht ausreichend durchblutet ist. Was meinen Sie dazu?" Die Frage kommt von einer jungen Frau im Publikum. Ich halte einen Vortrag über Migräne aus Sicht des Neurologen – streng schulmedizinisch. Und so frage ich nach: „Wie hat er denn gemessen?" Die Antwort ist verblüffend: „Er hat seine Hand auf den Bauch gelegt und die Durchblutung gemessen." Mit der Hand? „Mit der Hand!"

Auch wenn einige im Publikum amüsiert sind: Der Frau ist es ernst. Sie will eine Bestätigung „ihrer" Therapie. Und sie ist nicht belustigt, als sie die nicht bekommt. Sie will und wird weiter an ihren Osteopathen glauben. Und sie will nichts hören von Entzündungen als Ursache der Migräne, von Entspannungstechniken oder gar von Tabletten. Sie hat ihren Osteopathen.

Die Behandlung ist frei

Was ist eigentlich ein Osteopath? Es gibt zwei Möglichkeiten: Es gibt Osteopathen, die haben eine sich über fünf Jahre hinziehende Ausbildung mit Wochenendkursen absolviert. Die Voraussetzung dafür: Sie müssen Arzt sein, Krankengymnast, Heilpraktiker oder Bademeister. Die leichtere Methode ist: sich einfach Osteopath zu nennen. Denn der Begriff ist nur in Hessen geschützt. In den anderen 15 Bundesländern darf jeder ein Osteopath sein. Wie viele Menschen in Deutschland einfach so praktizieren, ist unbekannt.

Aber ihr Leistungsspektrum ist groß: Obwohl auf der Homepage des Verbandes nur davon die Rede ist, „Bewegungseinschränkungen aufzuspüren und zu lösen" wird die Osteopathie auch gegen Herzrhythmusstörungen eingesetzt oder eben gegen Migräne. Sogar Depression gehören zum Spektrum. „Osteopathie gegen Depressionen ist Humbug – es gibt keine einzige wissenschaftlich fundierte Untersuchung, die irgendeinen Nutzen dieser Behandlung im psychiatrischen Bereich auch nur andeutet", sagt Frank Schneider, Präsident der Deutschen Gesellschaft für Psychiatrie, Psychotherapie und Nervenheilkunde. Gemacht wird es trotzdem – und von vielen Kassen sogar bezahlt. Gefährlich ist es allerdings nur indirekt: Durch die Behandlung kann akut bedrohten Patienten eine direkt wirksame Behandlung vorenthalten werden. Was bei Migräne schmerzhaft, bei Depressionen lebensgefährlich werden kann. Dürfen die das? Sie dürfen! Schulmedizinische Behandlungen unterliegen einer Kontrolle – alternativmedizinische nicht.

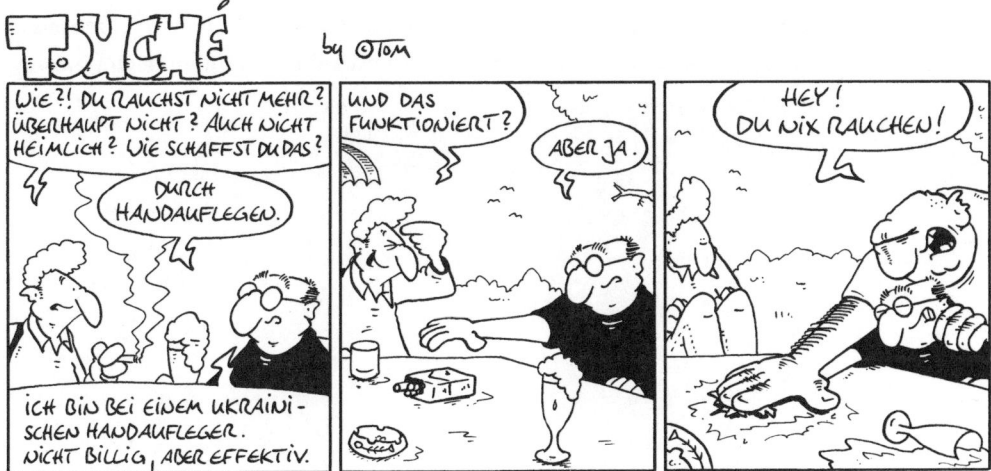

Wie auf einer Kaffeefahrt

„Mit Kochsalz gegen Schmerzen" hieß das Thema des Vortrags. Der Referent stellt eine vermeintlich hochwirksame Behandlung vor: Eine Kochsalzlösung wird in spezielle Nervenknotenpunkte gespritzt. Das Verfahren sei vollkommen unschädlich. Ist dabei aber erstaunlich wirksam und universell: gegen Rückenschmerzen und Gelenksarthrose, gegen Tinnitus und Migräne, gegen Herzschwäche und Erkrankungen der inneren Organe. Also praktisch gegen alles. Und in einem Video wird sogar ein Mann vorgestellt, der im Rollstuhl gesessen hatte und durch die Kochsalzinjektionen von seiner Lähmung geheilt wurde.

Der Referent bleibt auch auf Nachfrage jeden Beleg für die angepriesene Heilmethode schuldig. Es gibt offensichtlich keine Studien. Aber die Zuhörer wollen es nur zu gern glauben. Und sie sehen sogar über die erheblichen Kosten von mehreren tausend Euro hinweg – wenn es denn hilft. Die einzige Frage, die wirklich diskutiert wird, lautet: Zahlt die Kasse?

Und tatsächlich – obwohl es keinen Beleg für die Wirksamkeit dieser potenziell auch gefährlichen Behandlung gibt, wird sie von den privaten Kassen meist erstattet. Sogar von einigen der gesetzlichen, wie der Referent betont.

Ohne Kontrolle

Wer sich in Deutschland medizinisch behandeln lässt, geht meist davon aus, dass der Therapeut und seine Methode in irgendeiner Weise kontrolliert werden. Im schulmedizinischen Bereich ist das tatsächlich der Fall: Medikamente müssen sich in Studien beweisen, Ärzte müssen studieren, Fachärzte eine Weiterbildung absolvieren. Im alternativmedizinischen Bereich ist es anders: Hier ist erlaubt, was der Therapeut sich zutraut. Und Therapeut ist, wer sich so nennt. Ein weißer Kittel, eine Praxis, eine Phantasieurkunde sind keine Garantie für eine verantwortungsvolle Behandlung.

In aller Kürze

In Deutschland ist jeder Lebensbereich reglementiert – die Medizin nicht: Heiler, Heilpraktiker, aber auch Ärzte dürfen Behandlungen anbieten, denen jede wissenschaftliche Grundlage fehlt. Der Glaube ihrer Patienten ist erstaunlich groß.

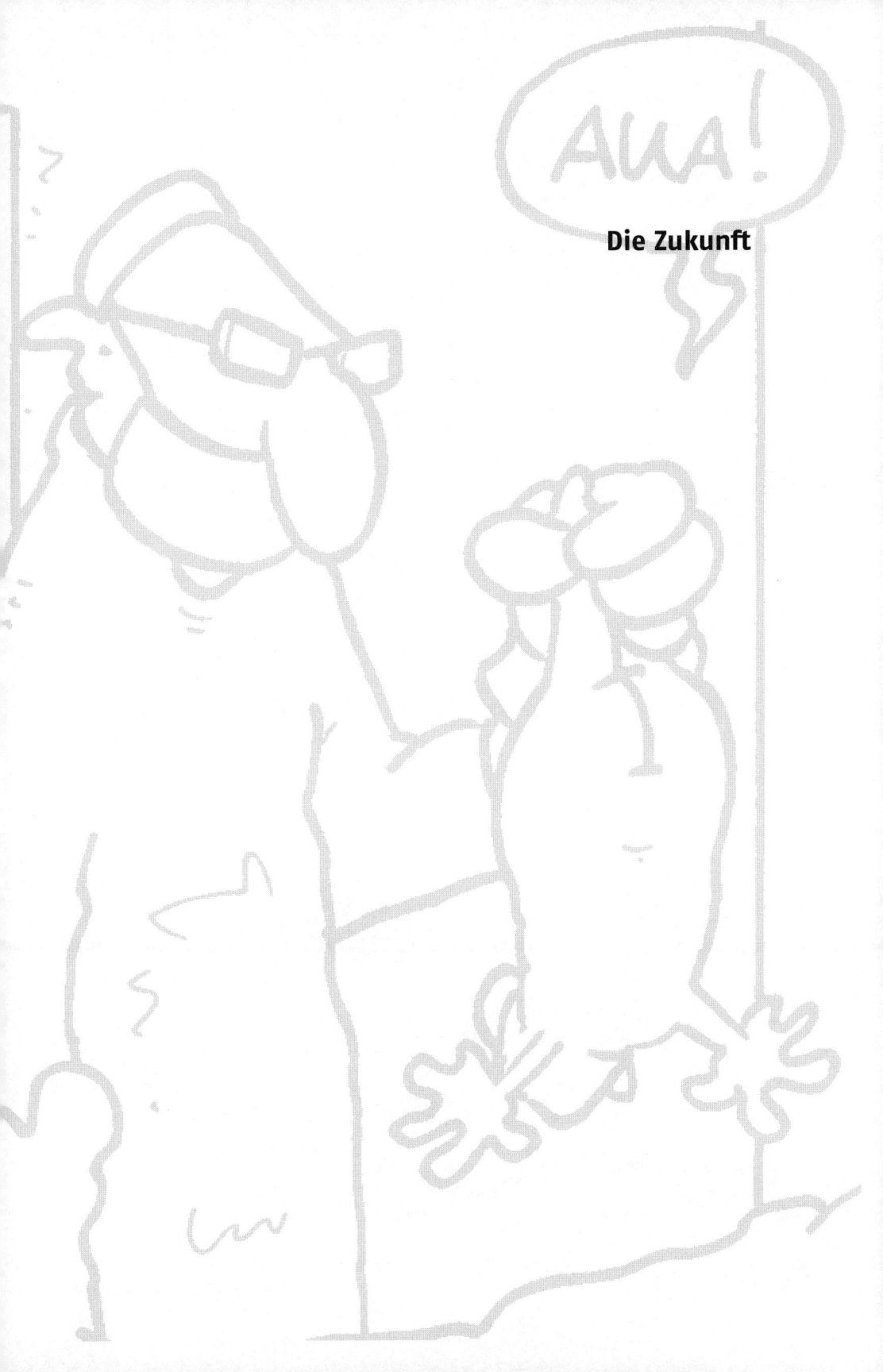

Die Zukunft

Gläserne Gene: Statistische Risiken machen krank

Immer mehr Gentests bieten immer mehr Informationen über immer mehr Krankheitsrisiken – gegen die meisten gibt es keine Therapie.

Ein Fall aus der Praxis

Eigentlich ging es um Osteoporose: Die 50-Jährige sollte getestet werden, um herauszufinden, woher ihre Osteoporose kam. Aber irgendwie hatte ihr Arzt auf dem Anforderungszettel sehr großzügig angekreuzt. Und ohne dass die Frau wirklich begriffen hatte, worum es ging, hielt sie am Ende einen zehnseitigen Bericht über ihre genetischen Risiken in der Hand. Nicht nur über Osteoporose. Sondern umfassend. Sie verstand nichts. Der Bericht warnte aber an einigen Stellen vor erhöhten Risiken. Ihr Hausarzt setzte sie schließlich noch zusätzlich unter Druck: Es wäre, wegen der Risiken, sinnvoll, auch ihre Töchter zu testen. Völlig verunsichert kam sie schließlich in die Genambulanz der Kölner Uniklinik. Das Urteil der Experten: Humbug. Die Tests waren größtenteils noch nicht einmal wissenschaftlich kontrolliert. Ein weiterer Test ihrer Töchter war verzichtbar – die lange Unsicherheit der Frau auch.

Die Popstars der Genetik

Besondere Entdeckungen verdienen besondere Maßnahmen: Im Jahr 1953 entdeckten die beiden Genies James Watson und Francis Crick die Sprache unseres Körpers – die Molekülstruktur der DNA. Sie hatten verstanden, dass diese Sprache aus vier Basen besteht, die wie vier Buchstaben alle für das Leben relevanten Informationen im jedem Zellkern gleichermaßen abspeichern. Die jungen Forscher (Watson war 25, Crick 37) waren so von sich begeistert, dass sie – so erzählt man sich noch heute in Cambridge, dem Ort dieser Entdeckung – in den benachbarten Pub gingen und dort eine Kurzvorlesung über ihre Entdeckung hielten. Eine Tafel würdigt heute den Ort dieser „Kneipenlesung". Mehr Selbstbewusstsein geht nicht. Normalerweise werden große Entdeckungen eifersüchtig gehütet und unter höchster Geheimhaltung bis zur offiziellen Veröffentlichung versteckt. Die Erstveröffentlichung der beiden Biochemiker fand vor erlesenem Fachpublikum vor Kneipenbesuchern statt. Den Nobelpreis bekamen sie 1962 trotzdem – für den großen Durchbruch in der Medizin.

Wenige Wissenschaftler leben ihre Wissenschaft so konsequent wie James Watson, der mittlerweile 83 Jahre alt ist. In den 90er-Jahren wurde er zu einem der Initiatoren und zunächst auch zum Leiter des Humangenomprojekts. Das damalige Ziel, die Entschlüsselung des menschlichen Erbguts, ist längst erreicht. Immerhin drei Milliarden Basenpaare mussten dafür ausgelesen werden. Das „Buch des Lebens", wie es theatralisch genannt wird, ist damit bekannt. Aber noch lange nicht verstanden. Denn der Sinn der Buchstaben und ihre Bedeutung für Gesundheit und Krankheit liegen noch größtenteils im Dunkeln. Jetzt wird gesucht, welche Genschnipsel bei welchen Krankheiten überzufällig häufig sind. Allerdings sind es meist nicht einzelne Schnipsel, die eine Krankheit auszulösen scheinen, sondern eine große Zahl dieser Veränderungen, die an verschiedenen Orten im Zellkern nur im Verbund diese Krankheit verursachen.

Kleine Risiken – große Nebenwirkungen

Es gibt Ausnahmen: Eine bestimmte Mutation zweier Gene mit dem Namen BRCA1/BRCA2 etwa führt häufig zu Brustkrebs. 80 Prozent aller Frauen mit dieser Genveränderung bekommen ihn. Wenn Mutter oder Großmutter Brustkrebs hatten, wird ein solcher Test empfohlen. Und so schlimm die Verdachtsdiagnose auch sein mag: Bei den betroffenen Frauen kann man durch häufige Untersuchungen einen ausbrechenden Krebs in einer sehr frühen, gut behandelbaren Phase entdecken. Oder sie können sich für die radikale Lösung entscheiden, eine vorbeugende Amputation. In Großbritannien beispielsweise gehen 40 Prozent der betroffenen Frauen diesen Weg und haben damit ihr Brustkrebsrisiko gebannt.

Allerdings ist die Abwägung ausgesprochen schwierig, denn nicht 100 Prozent der Frauen mit der Genveränderung bekommen schließlich Brustkrebs, sondern „nur" 80 Prozent. Bei jeder fünften der genetisch gefährdeten Frauen wird diese einschneidende Operation also gemacht, obwohl sie letztlich keinen Brustkrebs bekommen hätte – nur weiß man vorher nicht, für welche der Frauen das zutrifft.

Noch schwieriger ist es bei anderen genetischen Varianten mit sehr viel geringerem Risiko – und das sind die allermeisten Fälle. Ein Gen namens BAC1 etwa erhöht das Brustkrebsrisiko nur um wenige Prozent. Und dieses Gen tritt im Gegensatz zu der hochgefährlichen Variante nicht nur bei einigen Prozent der Bevölkerung auf, sondern bei nicht weniger als 40 Prozent der Frauen.

Will man wissen, ob man Träger dieser häufigen Variante ist? Und was tut man dann? Sich vorbeugend operieren lassen? Oder, wenn nicht: Wie häufig sollten die Brustkrebskontrollen sein, um wirklich sicher zu sein? Ein um wenige Prozent erhöhtes Risiko ist ein Damoklesschwert, das lebenslang über dem Kopf schwebt.

Wissen ohne Konsequenz

Noch schwieriger wird es, wenn es um Krankheiten geht, die auch mit konsequentester Früherkennung nicht zu verhindern sind. Im April 2011 entdeckten US-amerikanische Forscher vier Gene, die mit einer erhöhten Wahrscheinlichkeit, an Alzheimer zu erkranken, einhergehen. Dazu hatten die Wissenschaftler im Erbgut von sage und schreibe 54000 Menschen nach Genvarianten gesucht. Eine andere Gruppe fand fast zeitgleich ein fünftes Risikogen. Natürlich hoffen die Forscher, dass ihre Entdeckung langfristig auch Möglichkeiten einer Behandlung der Krankheit zeigt. Zunächst aber gibt es sie nicht – der Patient ist der Krankheit ausgeliefert.

Klar ist: Von den 65-Jährigen sind 13 Prozent von Alzheimer betroffen – von den 80-Jährigen sind es zwischen 30 bis 50 Prozent. Wer Risikogene in seinem Erbgut hat, weiß nur, dass es ihn mit größerer Wahrscheinlichkeit trifft. Da es keine Vorbeugung gibt, kann man den Ausbruch der Krankheit nicht verhindern. Noch nicht einmal verzögern. Die Gewissheit, später mit großer Wahrscheinlichkeit seine Denkfähigkeit und sein Gedächtnis zu verlieren, hinterlässt verängstigte Patienten – die vor dem Test einfach Gesunde waren.

Will man das wissen?

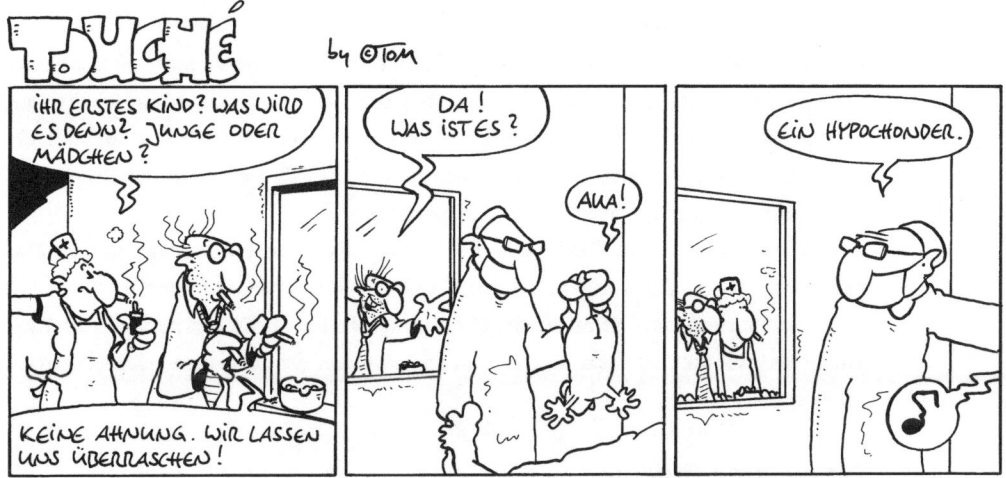

Schneller, immer schneller

Die Gendiagnostik kommt dem Traum von James Watson schon sehr nahe: Die Entzifferung eines menschlichen Genoms dauert nur noch wenige Tage und kostet, grob geschätzt, unter 1000 Euro. Aber um das gesamte Genom geht es nur in der Forschung. Im klinischen Alltag konzentriert man sich vielmehr auf sehr kleine Ausschnitte daraus, auf sogenannte SNIPS. Es gibt viele dieser kleinsten Varianten, die im Verdacht stehen, häufig bei bestimmten Krankheiten verändert zu sein. Die Analyse ist einfach: Zehntausende dieser Fragmente können auf einem Genchip gleichzeitig abgefragt werden. Ihre „Negative" werden einfach auf einem Chip aufgetragen und mit dem Erbgut der Testperson in Verbindung gebracht. Passt eines der Genstücke wie ein Schlüssel ins Schloss, ist das verdächtige Genfragment gefunden. Und eine Risikoerhöhung entdeckt. Solche Chips sind Massenware und entsprechend billig. Sie können mit minimalem Aufwand Zehntausende von verdächtigen SNIPS suchen.

Die Zukunft ist vielversprechend: Es gibt zahlreichen Genkandidaten, die mit einem erhöhten Krebsrisiko einhergehen. Nicht nur beim Krebs der Brust, sondern auch bei Eierstöcken, Prostata oder Dickdarm. Aber alle diese sind Niedrig-Risiko-Gene; sind sie verändert, ist das Risiko erhöht, alledings nur leicht.

Riskante Gene – und dann?

Will man das wissen oder ist der Preis der Angst zu hoch? Gensprechstunden besuchen häufig Patienten, die mit einem solchen Gentest alleingelassen wurden. Sie wissen mit den Ergebnissen nichts anzufangen. Die Einordnung des individuellen Risikoprofils überfordert einen normalen Menschen. Viele der genannten Risiken haben keinerlei praktische Konsequenz, weil die Krankheit nicht heilbar ist. Andere erzwingen eine schwierige Abwägung, weil die Zahlen nicht so eindeutig sind wie bei Brustkrebs: Wenn das Risiko zu erkranken nicht 80 Prozent beträgt, sondern nur 8 – was ist dann zu tun? Und wie entscheidet man stellvertretend, wenn die eigenen Kinder gefährdet sind? Oder gar, wenn es um das genetische Risiko noch ungeborener Kinder geht?

Weil Gentests mehr Fragen aufwerfen als beantworten, fordert der Gesetzgeber zwingende Beratungen, bevor ein solcher Test überhaupt gemacht werden darf. Ein Patient darf zwar ausdrücklich auf die Beratung verzichten, ein Arzt darf es jedoch nicht. Allerdings: Im Internet werden Gentests ohne jede Kontrolle angeboten.

Der gläserne Patient

Es ist nur eine Frage der Zeit, bis es möglich ist, ein seriöses Risikoprofil zu einem günstigen Preis zu erstellen. Je weiter die Genetik kommt, desto präziser wird sich wirklich sagen lassen, wie hoch das Risiko einzelner Krankheiten ist. Auch mit modernster Technik wird der Test nie vorhersagen, dass der Betroffene in zehn Jahren an Lungenkrebs erkrankt. Er wird immer nur sagen können, dass das Lungenkrebsrisiko um 20 Prozent erhöht sein wird.

Und die entscheidende Frage ist dann: Wie geht der Mensch, der ja noch kein Patient ist, mit diesem Risiko um? Wie lebt es sich mit dem Gefühl einer Zeitbombe in den Zellen? Macht die Angst krank? Macht sie gar Krebs? Die Ergebnisse der Framingham-Studie (siehe Seite 46) lassen zumindest Böses erahnen: Hier war festgestellt worden, dass gesunde Menschen, die sich selbst für infarktgefährdet hielten, mit einer vielfachen Wahrscheinlichkeit schließlich tatsächlich einen Herzinfarkt bekamen. Und Gentests sind mehr als gefühlte Risiken: Sie geben ein klares Risikoprofil. Es ist zu befürchten, dass ein Gentest das Risiko erhöht – wie eine sich selbst bestätigende Prophezeiung. Denn Gentests machen gesunde Menschen zu Patienten!

In aller Kürze

Gentests sagen nicht, wer krank wird, sondern wer erkranken könnte – auch an Krankheiten, gegen die es keine Behandlung gibt. Statistische Risiken produzieren Verwirrung und Angst: Nocebo.

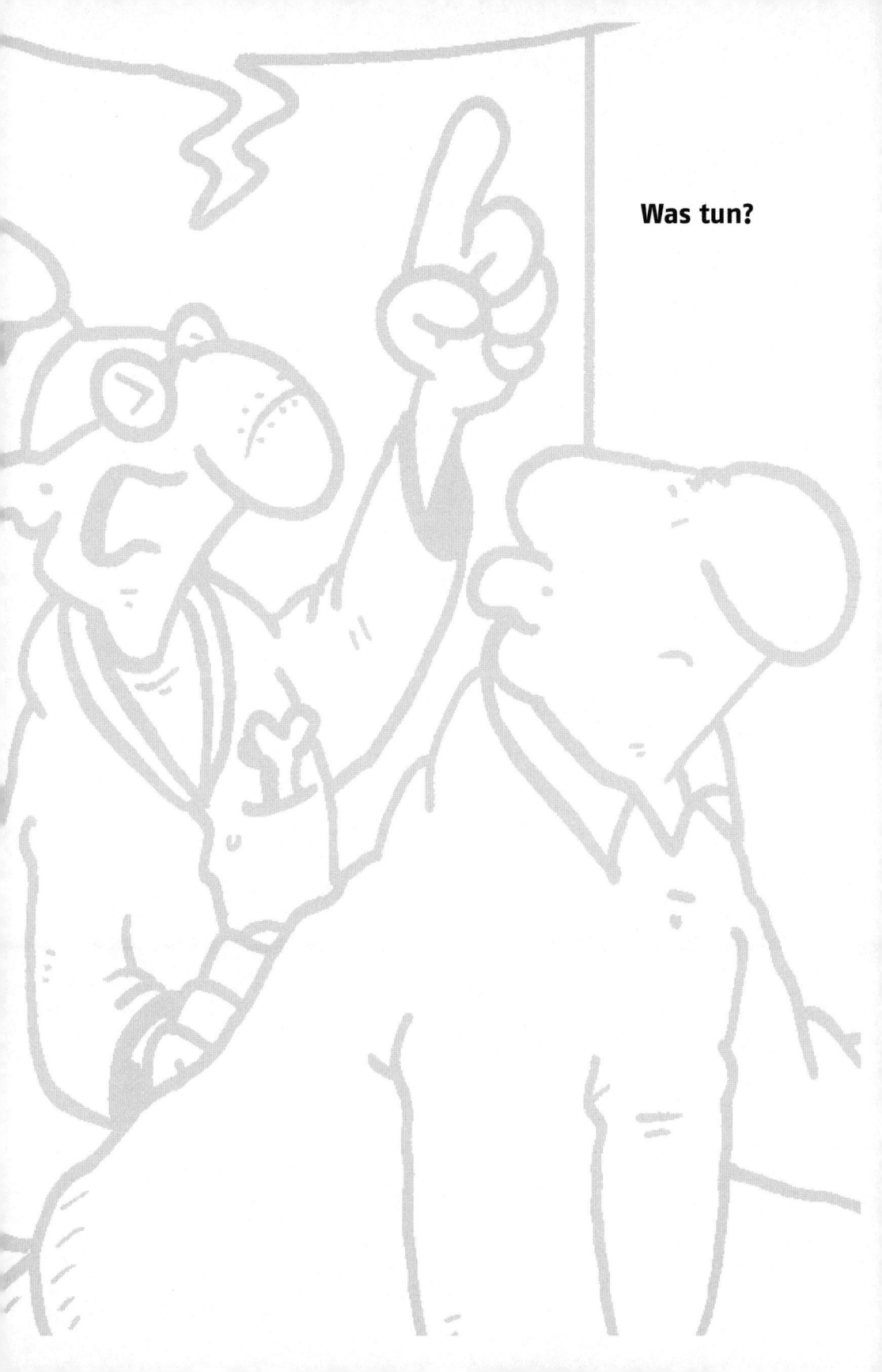

Die Falle der Aufklärung

Der mündige Patient ist das Ziel – aber je mehr er weiß, desto größer werden seine Bedenken. Und diese können ihn noch kränker machen. Vertrauen in den Arzt kann dagegen die Heilung fördern.

Ein Fall aus der Praxis

Birgit Kochler war schwanger. Aber sie war schon 39 und wusste, dass sie als sogenannte „Spätgebärende" zu einer Risikogruppe gehörte. Vor jeder Untersuchung war sie angespannt, jedes Räuspern der Ärztin deutete sie als Gefahr für ihr Kind, jede Auffälligkeit im Ultraschall als Katastrophe. Und tatsächlich: Bei der ersten Untersuchung war der Kopf ein bisschen zu klein, bei der zweiten der Puls ein bisschen zu schnell. Obwohl beides „noch im Normbereich" lag, fiel sie in Panik.

Außerdem war da noch die Entscheidung: Fruchtwasseruntersuchung oder nicht? Für ihre Ärztin keine Frage, immerhin war Kochler ja eine Risikoschwangere – deshalb war die Medizinerin auch verpflichtet, ihr diese Untersuchung anzubieten. Doch sie besprach mit ihr nicht, OB sie eine solche machen sollte, sondern WIE. Und es fiel Kochler schwer, sich dagegen zu wehren. Trotz guter Gründe: Sie wollte, und das war der entscheidende Punkt, das Kind auf jeden Fall. Auch für den Fall, dass es unter dem Down-Syndrom leiden würde.

Die Gynäkologin verhielt sich weiter korrekt: Sie sprach mit ihr alle Untersuchungsergebnisse durch, erklärte ihr alle Zahlen und Werte – genau das hatte die Patientin ja verlangt. Und genau dazu war die Ärztin juristisch verpflichtet. Aber für Kochler war die Konsequenz dieser Gespräche trotzdem fatal: Längst las sie jeden Artikel in Zeitungen und Zeitschriften, der sich auch nur annähernd mit Schwangerschaft und Geburt, mit Kunstfehlern, Behinderung und Tod beschäftigte. Kochler hatte neun Monate lang Angst. Obwohl objektiv alles völlig problemlos verlief: Das Kind entwickelte sich normal und kam schließlich gesund zur Welt. Trotzdem genoss sie ihre Schwangerschaft nicht – sie durchlitt sie.

Götter in Weiß

Eine Ärztegeneration ist es her, da war alles noch ganz anders. Da hätte auch mit Birgit Kochler niemand gesprochen, sondern für sie entschieden und gehandelt. Da waren Patienten noch Objekte, über die der Arzt bestimmen konnte. *Hinter uns steht nur der Herrgott* nannte der Chirurg Hans Killian sein Buch, und keine

Silbe war ironisch gemeint. In einer Szene schildert er eine Operation, die in einem Hörsaal vor Studenten stattfindet – in jener Zeit eine übliche Prozedur. Am Ende des Eingriffs fragte der Chef einen seiner Assistenten, ob ihm etwas aufgefallen sei. Der verneinte irritiert. Was der Assistent übersehen hatte: Der Patient war während der Operation, unter den Augen von wahrscheinlich Hunderten von Studenten, verstorben. Dieser „Zwischenfall" führte jedoch nicht dazu, dass der Eingriff abgebrochen wurde. Die Lehrveranstaltung wurde nunmehr an der Leiche korrekt zu Ende geführt – und noch nicht einmal der Assistent hatte etwas bemerkt.

Die frühere Ärztegeneration redete in der Klinik zwar über den Patienten, aber nicht mit ihm. Wenn ein Gespräch am Krankenbett unangenehm zu werden drohte, konnte der Chef die Situation mit dem kryptischen Befehl „extra muros" abkürzen: Wir reden draußen, „außerhalb dieser Mauern" (und außer Hörweite dieses Patienten) weiter. Wenn Patienten für Studien gebraucht wurden, dann wurden diese rekrutiert – möglicherweise, ohne dass sie selbst es überhaupt bemerkten. Hinter den Chefärzten stand nur der Herrgott.

Der Preis der Selbstbestimmung

Heute steht hinter ihnen der Jurist, egal ob im ersten Aufnahmegespräch oder im Operationssaal, bei der Visite im Krankenhaus oder der Aufklärung in der niedergelassenen Praxis. Die moderne Medizin entscheidet nicht mehr über den Kopf des Patienten hinweg, sie entscheidet mit ihm. Oder besser noch: Der aufgeklärte und selbstbestimmte Patient entscheidet selbst.

Aber die Aufklärung ist längst zur Falle geworden. Das Paradox der modernen Medizin ist: In immer kürzeren Gesprächen bekommen Patienten immer mehr Informationen, verstehen immer weniger, müssen allerdings immer mehr selbst entscheiden. Die Situation ist in Klinik und Praxis grundsätzlich gleich; in den wenigen Minuten einer Arztvisite im Krankenhaus wird dem Kranken vor einer Operation mitgeteilt, mit welcher prozentualen Wahrscheinlichkeit es zu einem Narkosezwischenfall kommt, wie oft ein solcher tödlich endet oder zu einer lebenslangen Behinderung führt. Sollte der Patient das wirklich wissen? Und kann er mit diesem Wissen überhaupt umgehen?

Noch schwieriger wird es, wenn es gleichwertige Alternativen in der Behandlung gibt: Soll der Bypass am Herzen konventionell gelegt werden oder lieber bei einer endoskopischen Operation „durchs Schlüsselloch"? Bei der Letzteren bleibt nur eine kleine, fast nicht sichtbare Narbe zurück. Aber beherrscht der Chirurg die Technik so gut, dass das Risiko nicht größer ist als bei der bewährten alten Technik? Soll überhaupt ein Bypass gelegt werden, oder reicht die Aufdehnung der Arterie mit einem Katheter? Es können Entscheidungen über Leben und Tod sein, die ein Patient fällen muss. Entscheidungen über das eigene Leben und den eigenen Tod.

Aufklärung entlastet – aber wen?

Für Ärzte ist der scheinbar aufgeklärte Patient eher bequem – auch wenn es überraschend klingt: Die Aufklärungsgespräche kosten nicht allzu viel Zeit und versetzen den Mediziner in die komfortable Situation, alles gesagt zu haben, was zu sagen war. Damit ist er vor allem juristisch auf der sicheren Seite. Denn das Gesetz fordert den umfassend informierten Patienten – in der Annahme, dass der dann souverän über seine eigene Behandlung entscheiden könne. Aber selbst Juristen haben als Patienten in der konkreten Situation oft nur noch Angst. Einer meiner Universitätsprofessoren zitierte gern seine Erfahrungen am Krankenbett von Juristen: „Ihre Standeskollegen zwingen mich, Ihnen in allen Details zu erklären, was bei der Operation passieren könnte – wollen Sie das jetzt wirklich hören?" Die Frage sei von den Juristen fast immer gleich beantwortet worden: „Lassen Sie mal, Sie machen das schon richtig."

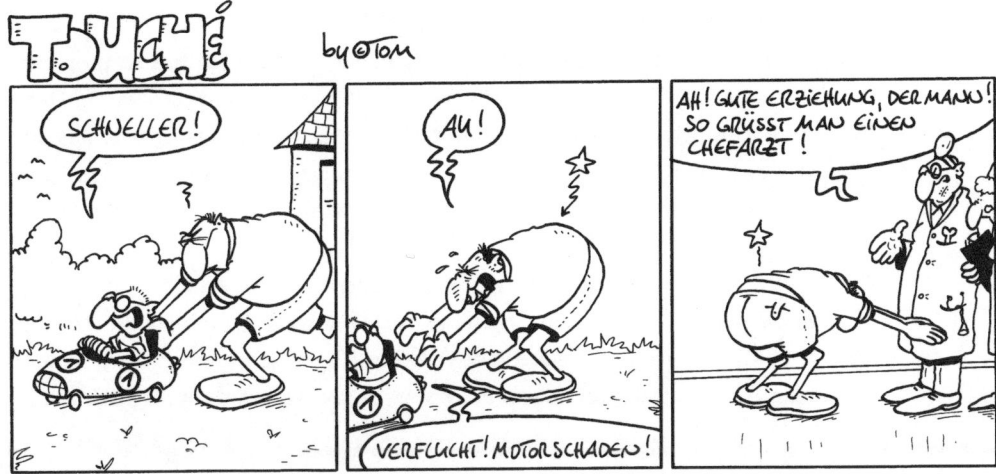

Der mündige Patient?

Patienten waren noch nie so gut informiert. Am Ende prallen sie dann mit einem Arzt unter Zeitdruck unversöhnlich aneinander. Auf kaum etwas reagieren Mediziner so allergisch wie auf einen Patienten, der bewaffnet mit einem Stapel von Internetausdrucken im Arm in die Praxis kommt, am besten noch mit der Drohung: „Ich habe da schon mal ein paar Dinge herausgesucht". Denn solch ein Patient lässt sich kaum in den gut 7 Minuten abfertigen, die ein hausärztliches Gespräch in Deutschland durchschnittlich dauert (übrigens ein im europäischen Vergleich beschämender Wert, in der Schweiz dauert der Kontakt mehr als doppelt so lange). Diese Zeit reicht gerade aus, um die Fakten – Diagnose und Therapie, Risiken und Nebenwirkungen – zu nennen. Aber lange nicht, um sie zu erklären. Und schon gar nicht, um sie zu verstehen.

Und nun?

Es geht auch anders: Statt als Arzt gegen die Medien, gegen Selbsthilfegruppen und Zeitungsartikel anzukämpfen, kann man sie integrieren und nutzen. Man kann den Patienten entsprechende Ratgeber in Buchform empfehlen. Wenn ein Patient zum Beispiel unter Migräne leidet, dann wird er den empfohlenen Ratgeber bis zum nächsten Praxisbesuch ganz sicher gelesen haben. Das Gespräch auf dieser Grundlage ist dann für beide leichter, schneller und effektiver. Und es schafft Vertrauen, wenn Arzt und Buch dasselbe sagen (oder wenn Unterschiede erklärt werden). Es ist kein Problem, entsprechende seriöse und gut lesbare Ratgeber zu finden. Zwar sind solche Bücher nicht immer ausreichend aktuell, aber das kann der Mediziner durch selbst geschriebene Informationsblätter lösen, die er seinen Patienten zusätzlich in die Hand drückt.

Mit einer solchen Kombination aus ärztlicher Aufklärung und empfohlener Literatur lässt sich Zeit sparen – und vor allem die Behandlung verbessern. Denn der durchschnittliche Patient hat beim Verlassen der Praxis das meiste, was ihm erklärt wurde, bereits vergessen. Wenn er allerdings zu Hause nachlesen kann, wird er mehr verstehen, sich mehr merken und die Behandlungstipps konsequenter beherzigen.

Es wird Zeit, dass sich das oft verpfuschte Arzt-Patient-Verhältnis wieder bessert. Zu beiderseitigem Nutzen. Denn die Ärzte brauchen Patienten, die viel über ihre Krankheit wissen, gleichzeitig aber keine Angst haben. Und die Patienten brauchen Ärzte, mit denen sie reden können, selbst wenn sehr wenig Zeit ist.

In aller Kürze

Der aufgeklärte Patient ist Chance und Risiko – aber um eine Behandlung zu verstehen, müssen Arztgespräche länger werden als die durchschnittlichen gut 7 Minuten. Sonst wird der Patient ein Opfer des Noceboeffekts.

Aufklärung und Unheilbarkeit:
Wie viel Wahrheit erträgt der Mensch?

Der entscheidende Augenblick für den weiteren Verlauf einer Krankheit ist das erste Gespräch mit dem Arzt. Es führt zu Hoffnung oder Verzweiflung, zu Placebo oder Nocebo.

Ein Fall aus der Praxis

Ihre Eltern hatten Melanie vor der bitteren Wahrheit schützen wollen: Sie war erst zwölf Jahre alt, aber sie würde in wenigen Wochen sterben. Für den behandelnden Arzt war die Situation problematisch; in der Kinderkrebsklinik galt das Dogma, den Kindern die Wahrheit zu sagen – immer. Aber in diesem Fall setzten sich die Eltern durch. Melanie starb schließlich, ohne mit ihnen über ihr Sterben geredet zu haben. Sie gingen davon aus, dass ihre Tochter ihre eigene Lage nicht kannte und auch nicht hätte verstehen können.

Sehr viele Jahre später bekam der Mediziner Besuch von der damaligen Zimmernachbarin von Melanie. Die beiden damals ungefähr gleich alten Mädchen hatten nächtelang über Sterben und Tod geredet. Über Melanies Sterben. Denn diese wusste ganz genau, wie es um sie stand. Sie spürte aber auch, dass ihre eigenen Eltern dem Thema und der Situation nicht gewachsen waren. Und so hatte sie das Thema in den Gesprächen mit ihnen bewusst ausgespart. Das kleine Mädchen schwieg, um ihre erwachsenen Eltern zu schützen. Ihre damalige Zimmernachbarin hatte nun vor dem Arzt auch die Eltern des Mädchens besucht und war fassungslos: „Stellen Sie sich vor, sie glauben bis heute, dass Melanie nichts von ihrer tödlichen Krankheit gewusst hat."

Wahrheit am Kinderbett?

Hätte man es ihr sagen sollen? Man hätte. Denn gerade Kinder können ihre Situation in der Regel sehr genau erfassen. So wie Melanie. Sie musste in einer Situation, in der sie selbst zu sterben begann, nicht nur mit ihren eigenen Ängsten leben. Sie musste gleichzeitig ihre Eltern vor deren Ängsten schützen. Zumindest hatte sie in ihrer Zimmergenossin eine Gesprächspartnerin. Ihr Arzt hat sich jedenfalls nie wieder zum Schweigen gegenüber einem todkranken Kind verpflichten lassen.

An der Tübinger Kinderonkologie ist es üblich, das Gespräch über Sterben mit einem Buch zu eröffnen: *Die Brüder Löwenherz* von Astrid Lindgren. Karl und Jonathan, zwei Brüder, leben zuerst in unserer Welt. Dann stirbt der ältere, als er den jüngeren, schwerkranken Bruder aus einem brennenden Haus rettet. Als später der jüngere an seiner Krankheit stirbt, treffen sich die beiden wieder – in Nangilaja, einem Land, in dem es gefährliche Abenteuer zu bestehen gilt. Dort wird nun Jonathan, der Ältere, im Kampf gegen einen Drachen tödlich verletzt. Und gemeinsam springen sie in die Tiefe – mit dem Wissen, dass es ein weiteres Nangilaja gibt. So beginnt in der Kinderklinik das Gespräch über den Tod. Kindgerecht, aber ohne falsche Zurückhaltung. Es war ausgesprochen mutig von Astrid Lindgren, dieses Buch in den 70er-Jahren zu veröffentlichen. Immerhin springen die beiden Brüder gemeinsam in den Tod, um in einem weiteren Leben gesund zusammen zu sein. Ist das Thema Tod überhaupt etwas für Kinder? Ich hatte das Glück, Astrid Lindgren in ihrer Wohnung in Stockholm zu besuchen. Sie war sich sicher: „Kinder können das ertragen. Kinder verstehen das. Kinder kann man in Erzählungen mit in den Himmel nehmen, aber auch in die Hölle." Sie war damit ihrer Zeit weit voraus: Das Buch löste einen Skandal aus. Eine Geschichte über einen Jungen, der in den Tod springt, um seinen geliebten Bruder nicht zu verlieren? Unerträglich. Heute mutet man Kindern sehr viel mehr zu. Auch Gespräche über den Tod. Wobei Astrid (sie duzte jeden Besucher) es als eine in den Himmel zu schreiende Ungerechtigkeit empfand, wenn Kinder vor ihren Eltern sterben. Sie hat es selbst erlebt: Ihr Sohn starb vor ihr.

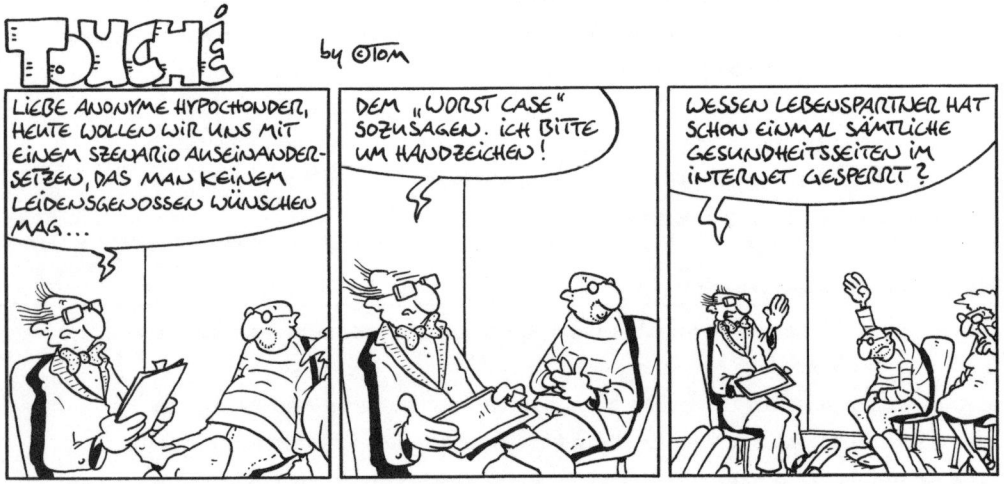

Wie ist sterben?

Eine der häufigsten Fragen, die Kinder stellen: „Tut sterben weh?" Die gut gemeinte aber falsche Antwort: „Sterben ist wie einschlafen." Das kann dann dazu führen, dass Kinder Angst vor dem Einschlafen haben – es könnte ja auch schon das Sterben sein. Die richtige Antwort lautete dagegen: „Wir wissen es nicht. Aber soweit wir das bei anderen Kindern sehen können, tut es zumindest nicht weh." Kinder brauchen das Gefühl, dass man ehrlich zu ihnen ist. Sonst verlieren sie das Vertrauen und fragen nicht weiter. Dann jedoch sind sie zu einem erstaunlichen Umgang mit ihrem eigenen Tod in der Lage. Dietrich Niethammer, ehemaliger Chef der Kinderonkologie Tübingen, erzählt von einem Jungen, der mit großer Umsicht seinen eigenen Nachlass regelte, indem er sein Spielzeug verschenkte. Die Kinderklinik in Tübingen ist ein überzeugendes Beispiel für eine grundehrliche Aufklärung.

Sie haben Multiple Sklerose

Der Chef der Neurologischen Uniklinik Tübingen erzählte in seiner Vorlesung eine andere Geschichte: Eine junge Frau bekam ein leichtes Taubheitsgefühl im Fuß, das sich langsam, aber nicht vollständig wieder zurückbildete. Sie kam schließlich zum Neurologen, der mit mehreren Untersuchungen eine Multiple Sklerose als Ursache feststellen konnte. Die Diagnose war unzweideutig – der Verlauf der Krankheit ist es nicht. Die MS kann chronisch verlaufen (das ist ungünstig) oder in Schüben (das ist besser). Wie schlimm es 10, 20 Jahre später sein wird, ist auch mit modernster Technik nicht vorhersehbar. Es gibt Menschen, die zehn Jahre nach der Erstdiagnose im Rollstuhl sitzen und weder Stuhl noch Urin kontrollieren können. Und es gibt andere, die auch 20 Jahre nach der Diagnose keinen weiteren Schub bekommen haben und lediglich eine gefühllose Stelle irgendwo am Körper haben. Es ist zu vermuten, dass sich unter der Diagnose Multiple Sklerose mehrere Krankheiten verbergen, die man mit heutiger Diagnostik noch nicht unterscheiden kann – die aber völlig unterschiedliche Prognosen haben.

Die Wahrheit und nichts als die Wahrheit

Die Frau wurde korrekt aufgeklärt und zog ihre persönlichen Konsequenzen. Sie hatte eigentlich eine Familie gründen wollen; die Planung war für sie nun obsolet. Sie wollte keine Mutter im Rollstuhl sein. Sie gründete keine Familie. Das Gute und gleichzeitig Tragische an ihrem Fall: Die MS meldete sich jahrzehntelang nicht wieder. Sie war auch zehn Jahre später bis auf eine taube Stelle am Fuß gesund. Sie saß nicht im Rollstuhl, sie war nicht inkontinent, wie sie nach dem Studium vieler Zeitschriften sicher erwartet hatte. Nicht die Krankheit hatte ihr Leben zerstört, sondern die Angst davor, dass sie ihr Leben zerstören würde. Sie wurde zu einem Opfer moderner Diagnostik – mit anschließender falscher Aufklärung.

Die Hoffnung darf nicht sterben

War es richtig, sie aufzuklären? Es war unvermeidlich! Die Rechtssprechung zwingt den Arzt zu einer umfassenden Aufklärung. Aber wenn der Name einer Krankheit wie der Multiplen Sklerose erst einmal ausgesprochen ist, dann beginnt jeder Patient überall nach weiteren Informationen zu suchen: bei Freunden, in Zeitschriften, Fernsehen und vor allem im Internet. Und dort finden sich nicht die positiven Verläufe. Man redet nicht von dem MS-Kranken, dem man die Krankheit noch nicht ansieht. Man redet von den Kranken im Rollstuhl. Und so verzerrt sich die Perspektive. Die junge Frau wurde das Opfer ihrer Erwartung.

In aller Kürze

Aufklärung ist unvermeidlich. Selbst schwerkranke Kinder fühlen es, wenn ihre Situation bedrohlich ist. Aber Aufklärung braucht Zeit. Nur ein Patient, der seinen Arzt wiederholt befragen kann, wird nicht das Opfer gut gemeinter, aber falscher Prognosen aus dem Freundeskreis. Und damit des Noceboeffekts.

Placebo und Nocebo: Was tun?

Der Noceboeffekt ist real: Die Überzeugung, krank zu sein, wird zur „echten" Krankheit. Höchste Zeit für Ärzte und Forscher, zu handeln.

Ein Fall aus der Praxis

Akute Symptome hatte die Patientin keine, aber sie litt seit über zehn Jahren unter der Parkinson'schen Krankheit. „Nur zur Kontrolle" veranlasste ihre Neurologin eine Computertomografie – wobei es eigentlich keinen Grund für eine solche Routinekontrolle gibt. Der Radiologe fand eine unklare Veränderung, eine Raumforderung im Bereich der Hirnanhangsdrüse, mitten im Gehirn. Was diese Veränderung war, konnte er aufgrund des Bildes allein nicht entscheiden – dazu brauchte er eine weitere Untersuchung, eine Kernspintomografie.

Diese Untersuchung fand ein paar Tage später statt. Allerdings brachte auch sie keine abschließende Klärung. Der Radiologe sprach von einem Tumor, „wahrscheinlich gutartig". Auf dem Kurzbefund, den die Patientin ausgehändigt bekam, las sie: „Unklarer Hypophysen-TU".

Für einen Arzt ist ein Tumor eine Raumforderung, ein Gewebe, das dort nicht hingehört. Ob es sich um eine Geschwulst handelt, die niemals irgendwelche Symptome machen wird, oder um einen bösartigen, in kurzer Zeit tödlichen Krebs – beides wird als Tumor bezeichnet. Für einen normalen Patienten ist es einfacher: Ein Tumor ist Krebs, und Krebs ist ein Todesurteil.

Mit diesem Verdacht im Kopf musste die Patientin knapp vier Wochen lang auf das Gespräch mit ihrer Neurologin warten. Vier Wochen, in denen sie eine Zeitbombe im Gehirn zu haben glaubte. Vier Wochen zwischen massiver Verunsicherung und reiner Angst. Was die Ärztin schließlich sagte: Es handelt sich aller Wahrscheinlichkeit nach um einen gutartigen Tumor, der sich entweder überhaupt nicht vergrößert oder aber, wenn doch, sehr langsam. Wahrscheinlich. Sollte er wider Erwarten doch wachsen, dann könnte der Tumor allerdings Sehstörungen verursachen oder Kopfschmerzen. Die Patientin litt in den Folgewochen unter fast kontinuierlichem Kopfschmerz. Vor der Untersuchung war sie, bis auf die Symptomatik des Parkinsons, symptomfrei gewesen.

Edelkümmerer

In der eitlen Sprache der Automobilindustrie hießen sie mal „Personal Liaison Manager" – Günther Jauch nannte sie ebenso respektlos wie passend einfach „Edelkümmerer". Sie betreuen ganz besonders wichtige Kunden, die Fahrer eines Maybach. Und sie kümmern sich nicht nur um platte Reifen oder Motorschäden, sondern auch um Theaterkarten und Hotelreservierungen.

In der Medizin gibt es diese Edelkümmerer auch – aber nur dann, wenn man einen Arzt in der Familie hat. Diese Ärzte sind ansprechbar, nehmen sich Zeit und haben Geduld und Verständnis. Die typische Aufgabe eines solchen Familienarztes ist es übrigens nicht, Krankheiten zu diagnostizieren oder zu behandeln; die typische Tätigkeit ist es, zu verhindern. Man rät meist von zu vielen Untersuchungen ab, von zu vielen Medikamenten, von überflüssigen Operationen. Die zweite Aufgabe: übersetzen: „Was hat der Doktor gemeint, als er gesagt hat…?" „Warum soll ich diese Untersuchung denn auch noch machen?" „Was heißt das in dem Arztbrief/auf dem Zettel/auf dem Rezept?"

Die Fragen zeigen: Der normale Patient ohne Edelkümmerer, ohne Familienarzt ist der Medizin mehr oder weniger ausgeliefert. Er versteht wenig. Er fragt selten nach. Er hat in dem Moment, in dem er die Arztpraxis verlässt, fast alles vergessen. Er hat Angst vor dem Medikament, weshalb er die Dosis reduziert oder es ganz weglässt. Die Unsicherheit führt dazu, dass viele Patienten sich für kranker halten als sie es sind. Oder sich für krank halten, obwohl sie gesund sind. Und krank werden. Der Noceboeffekt ist auch deshalb so fatal, weil in vielen Praxen mehr gespritzt als geredet wird.

Nocebo und die Folgen

Der Noceboeffekt ist keine Einbildung hypochondrischer Patienten, sondern real und messbar. Die Erwartung manipuliert das Immunsystem – und macht anfällig für Krankheiten. Angst manipuliert Herz und Kreislauf – und kann zu akut bedrohlichen Zuständen führen. Die Überzeugung, krank zu sein, kann krank machen und im Extremfall sogar töten. Der Noceboeffekt wirkt unbemerkt über die Worte des Arztes, die Farbe der Tabletten, den Anblick der geröntgten Wirbelsäule und nicht zuletzt über Zeitschriften, Fernsehen und Freunde. Die Konsequenz für den Arzt ist sehr einfach: Reden, reden, reden. Patienten dürfen nicht verunsichert, nicht verängstigt, nicht in Panik versetzt werden. Klingt selbstverständlich, ist es aber nicht. Hier einige typische Situationen, in denen die Medizin den Noceboeffekt provoziert.

Wartezeit

Die Parkinsonpatientin musste knapp vier Wochen auf das klärende Arztge-
spräch warten. Vier Wochen, in denen sie glaubte, einen Hirntumor zu haben.
Vier Wochen, in denen sie sich für todkrank hielt. In dieser Phase bauten sich
im Kopf Katastrophenszenarien auf. Langes Warten auf einen lebenswichtigen
Befund ist nicht akzeptabel, gehört aber zum klinischen Alltag. Sogar bei Krebs-
erkrankungen. Zwar ist gerade hier die perfekte Koordination der verschiedenen
Untersuchungen sowie der anschließenden Behandlungen schwierig – aber auch
notwendig. Erste Versuche einer integrierten Versorgung innerhalb spezialisier-
ter Ärztenetze versprechen nicht nur eine fachlich bessere Behandlung, sondern
auch eine schnellere Therapie. Und damit kürzere Wartezeiten. Wer den Noceboeffekt kennt, wird auch über die Räumlichkeiten der Behandlungen neu nach-
denken: Mit der Strahlenklinik etwa verbindet der Tumorpatient die Erfahrung
belastender Bestrahlungen. Alles, was nicht zwingend in diesen Räumen stattfinden muss, sollte nicht dort stattfinden: Blutabnahmen etwa oder weitergehende
Diagnostik. Auch Räume machen krank.

Statistik

Der Standard Aids-Test, ein sogenannter ELISA-Test, hat eine Trefferquote von
99,9 Prozent: Von 1000 Infizierten werden 999 erkannt. Umgekehrt werden von
1000 Gesunden zwei fälschlicherweise als infiziert eingeordnet. Das klingt nach
großer Sicherheit. Aber wenn etwa in einer großen Screening-Aktion die Einwoh-
ner von Köln auf Aids getestet werden, dann werden 2000 von ihnen fälschlicherweise die Nachricht bekommen, sie hätten Aids. Obwohl sie gesund sind (weshalb
korrigierende Bestätigungstests in Deutschland Pflicht sind). Die ganze Vorsorge
ist ein Spiel mit Zahlen. Ob Mammografie oder Prostatadiagnostik: Risiken sind
relativ.

Die Aufklärung setzt geduldige Gespräche mit dem Patienten voraus – und
eine minimale Kenntnis der Statistik. Wenn der Arzt selbst nicht weiß, was eine
99,8-prozentige Sicherheit bedeutet, kann er seine Patienten nicht beruhigen. Gerade im wachsenden Bereich der Gentechnik ist es wichtig, mit Statistik richtig
umzugehen. Und es ist wichtig, dem Patienten die Zahlen in verständlicher Form
zu erklären. Gentests, die ohne weiteren Kommentar ein um 15 Prozent erhöhtes
Brustkrebsrisiko diagnostizieren, ohne weiter aufzuklären, sind ein Kunstfehler.
Sie lassen eine Krebserkrankung erwarten, schwächen das Immunsystem und machen dadurch die erwartete Krankheit wahrscheinlicher. Eine sich selbst erfüllende Prophezeiung.

Nachahmermedikamente

Der gleiche Wirkstoff? Wer's glaubt, wird selig! Wenn sich die Farbe, die Form, die Größe und vor allem der Preis der Tabletten plötzlich verändert haben, wird für viele Patienten auch deren Wirkung schlechter. Das Problem der Nachahmerpräparate ist nicht ihre korrekte Herstellung, sondern ihre fehlende Akzeptanz. Die äußere Form eines Medikaments bestimmt einen großen Teil seiner Wirkung. Wenn sie sich verändert, schwindet auch das Vertrauen. Die Wirkung lässt tatsächlich nach, selbst wenn der Wirkstoff exakt der gleiche geblieben ist.

Umstellungen sind unvermeidlich. Wenn das neue Präparat etwa nur noch ein Drittel des früheren Originals kostet, ist es richtig, das Original zu ersetzen. Jetzt sind die Apotheker gefragt. Die Aussage: „Der Doktor hat ihnen ein neues Präparat verschrieben, ich darf ihnen nur das billigere geben", ist falsch und fatal. Ein Apotheker, der für jedes verschriebene Medikament, das er über den Ladentisch schiebt (auch für die billigeren) mehr als sechs Euro bekommt, sollte sich Zeit nehmen. Er sollte seinen Kunden darüber aufklären, dass das neue Medikament mit dem alten identisch ist – trotz der äußeren Form. Dass der Tausch richtig ist. Dass der Patient dem neuen Präparat vertrauen kann. Wenn er dagegen zusammen mit dem Kunden über die rigide Sparpolitik schimpft, dann sorgt er dafür, dass das neue Medikament wirklich nicht richtig wirkt.

Beipackzettel

Die EU-Kommission will es richten, aber das wird dauern. Im Augenblick sind die Beipackzettel in ihrer heutigen Form noch bis ins kleinste Detail vorgeschrieben. Sie lesen sich wie eine Kriegserklärung an die Patienten. Sie machen Angst. Sie machen krank. Sie erzeugen genau die Nebenwirkungen, vor denen sie warnen. Und sie erzeugen eine extrem schlechte Compliance: Patienten reduzieren aus Angst ihre Medikation oder setzen sie sicherheitshalber gleich ganz ab. Am besten geht es noch denen, die den Beipackzettel wegen der absurd kleinen Schrift gar nicht erst lesen können.

Auch wenn diese Zettel in ihrer heutigen Form verpflichtend sind – niemand hindert den Hersteller, einen zweiten Beipackzettel beizulegen. Mit den relevanten Informationen über das Medikament. Mit übersichtlichen Einnahmeinformationen. Mit der Nennung nicht sämtlicher, sondern wichtiger Nebenwirkungen. Dass Grapefruitsaft den Abbau des Medikaments im Körper verlangsamt, ist wichtig. Dass es in einem von 10 000 Fällen zu Gelbsucht kam, eher nicht. Dass ein vorzeitig abgesetztes Antibiotikum die Krankheit noch verstärken kann, ist wichtig. Dass es in einem von 100 000 Fällen zu einem anaphylaktischen Schock kommt, eher nicht.

Die heutigen Beipackzettel sind die sicherste Form, Patienten krank zu machen. Wer sie liest, das Medikament trotzdem nimmt und Nebenwirkungen erwartet, der wird sie auch bekommen.

Diagnostik ohne Symptom

Früher gingen Menschen zum Arzt, wenn sie krank waren. Heute geht es um Vorsorge, Vorbeugung oder zumindest um Früherkennung. Es klingt überzeugend, dass man Risiken minimiert, wenn man häufig zum Arzt geht. Oder wenn man sich regelmäßige, gründliche Check-ups leistet. Leider sind deren Ergebnisse sehr viel weniger überzeugend: Selten werden behandlungsbedürftige Krankheiten entdeckt, viel öfter irrelevante Abweichungen von der Norm. Man muss akut nichts tun, sollte den Befund aber beobachten. Am besten jährlich. Oder halbjährlich. Und am besten in derselben Klinik. Aus Menschen werden Patienten, die einmal pro Jahr Angst haben vor einer weiteren Veränderung ihrer Auffälligkeit.

Auch für Check-ups gilt: Je weniger die Technik und je mehr das Gespräch im Vordergrund stehen, desto besser. Eine ausführliche Anamnese ist gut, eine Kernspintomografie ohne Symptome ist kritisch. Das Wettrüsten der Check-up-Kliniken geht aber in die andere Richtung: Wer sich unterscheiden will, bietet mehr Technik. Ein Irrweg, der krank macht, wenn Patienten mit allzu vielen grenzwertigen Befunden anschließend alleingelassen werden. Das Gefühl, ein bisschen krank zu sein, macht krank. Und schließlich: Den Check-up zahlt der Betroffene selbst – die weitere Abklärung der zufälligen Befunde zahlt die Gemeinschaft der Versicherten.

Viele Bilder

Die Deutschen sind Weltmeister in der Kernspintomografie. In keinem Land der Welt werden mehr Menschen in die Röhre gelegt. Das ist zum Teil dadurch erklärbar, dass die billigere, aber strahlungsbelastende CT-Untersuchung immer häufiger durch die strahlungsfreie Kernspintomografie ersetzt wird, zum anderen Teil aber auch dadurch, dass jeder Patient mit Kopfschmerz, mit Schwindel, mit unklarem Unwohlsein in die Röhre geschoben wird – um nur drei willkürliche Beispiele aus der Neurologie zu nennen. Fast nie wird eine organische Ursache der Beschwerden gefunden – sehr oft aber irgendetwas anderes. In der Röhre werden irrelevante Befunde am laufenden Band produziert – und Patienten am laufenden Band verunsichert. Und damit auch krank gemacht. Es ist Zeit, zur klassischen Untersuchung zurückzukehren: Erst reden, dann untersuchen – und erst dann in begründeten Fällen die große technische Maschinerie anwerfen.

Die Kasse zahlt

Die Qualität einer Krankenkasse bemisst sich in ihrer Bereitschaft, Kosten zu übernehmen. Ist das wirklich so? Kassen zahlen eher zu viel als zu wenig. Fast jeder Patient, der etwa zum Neurologen kommt, bekommt dort eine Hirnstrommessung, ein EEG. Dabei ist diese Untersuchung eigentlich für Patienten mit Epilepsieverdacht reserviert und keinesfalls als allgemeine Kontrolle oder als „kleine" Computertomografie gedacht. Auch wenn die Untersuchung ganz offensichtlich nichts mit der Krankheit zu tun hat – die Kasse zahlt fast immer. Dabei hätte sie eigentlich eine Verantwortung gegenüber ihrem Patienten, die über das reine Bezahlen hinausgeht. Sie sollte offensichtlich unsinnige, gar gefährliche Behandlungen bemerken und unterbinden. Stattdessen zahlt sie. Sie sollte ihre Patienten beraten, wenn diese mit dem Arzt unzufrieden sind. Stattdessen zahlt sie. Sie sollte ein Anwalt ihrer Patienten sein und sie vor zu viel Diagnostik schützen. Sie zahlt lieber. Das Zuviel an Untersuchungen und das gleichzeitige Zuwenig an Gesprächen, ist auch eine Folge einer verfehlten Bezahl- und Kontrollpolitik. Das gegenwärtige Versicherungssystem macht krank.

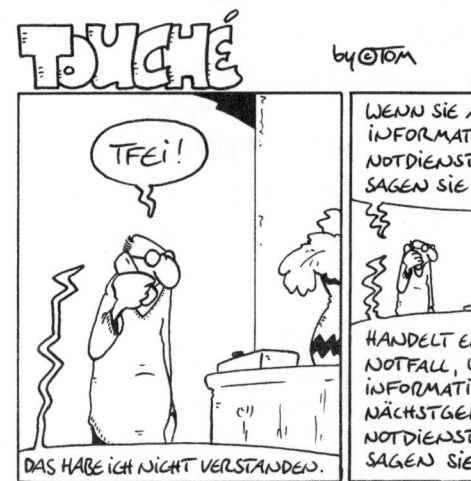
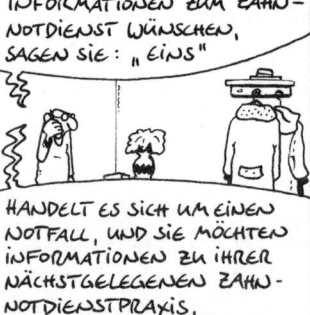
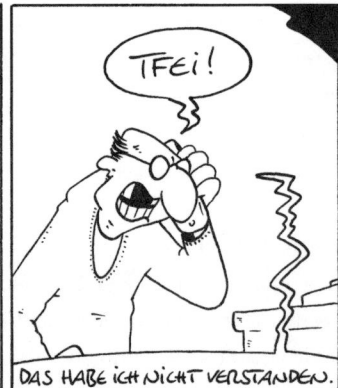

Weniger Technik, mehr Worte

Der entscheidende Moment für den weiteren Verlauf einer neu entdeckten Krankheit ist das erste Gespräch zwischen Arzt und Patient. Für die genannte Parkinsonpatientin bestand das erste Aufklärungsgespräch aus zehn Worten: „Sie haben Parkinson, machen Sie am Empfang einen Termin aus!" So geht es nicht, und es passiert trotzdem. Jeder Patient verbindet mit dem Namen dieser und anderer Krankheiten bestimmte Erfahrung, Befürchtungen und Ängste. Das

Bild, das Patienten von Krankheiten haben, ist fast immer auf dramatische Weise verzerrt. Denn egal ob unter Freunden, in Zeitschriften oder im Fernsehen: Diskutiert werden immer die tragischen Fälle, diejenigen, bei denen eine Operation schiefgelaufen ist. Diejenigen, die im Rollstuhl sitzen. Diejenigen, die ein Medikament nicht vertragen haben. Die anderen, bei denen die Operation glatt verlief, die Krankheit kaum Symptome machte, die Medikamente geholfen haben, die sieht man nicht. Entsprechende Ängste müssen aufgegriffen, erklärt und gegebenenfalls ausgeräumt werden. Wer Patienten mit einer Diagnose allein lässt, macht sie krank.

Placebo nutzen, Nocebo kennen

Wenn schon die Ärztekammer zu einer verstärkten Nutzung des Placeboeffekts auffordert, dann muss es sich um eine sehr reale Option handeln. Jeder Arzt weiß von der heilenden Wirkung beruhigender Worte, bunter Tabletten und fast inhaltsfreier Spritzen. Und jeder Arzt nutzt diese Suggestionskraft. Aber in zahlreichen Gesprächen zeigt sich: Die meisten Ärzte kennen das Gegenteil, den Noceboeffekt, nicht einmal. Weil nicht sein kann, was nicht sein darf, wird über die krankmachende Wirkung versehentlicher Suggestion nicht gesprochen. Und noch nicht einmal geforscht. Das muss sich ändern. Das Wissen um Nocebo gehört in jede Praxis und Klinik, weil es den Umgang zwischen Arzt und Patient verändert.

Das schönste Kompliment, das mir ein Patient zwei Wochen nach einem ausführlichen Aufklärungsgespräch über seine neu diagnostizierte Multiple Sklerose gemacht hat: „Es war ganz fatal, worüber Sie mich aufgeklärt haben. Aber ich war froh, dass Sie es gemacht haben und nicht jemand anderes."

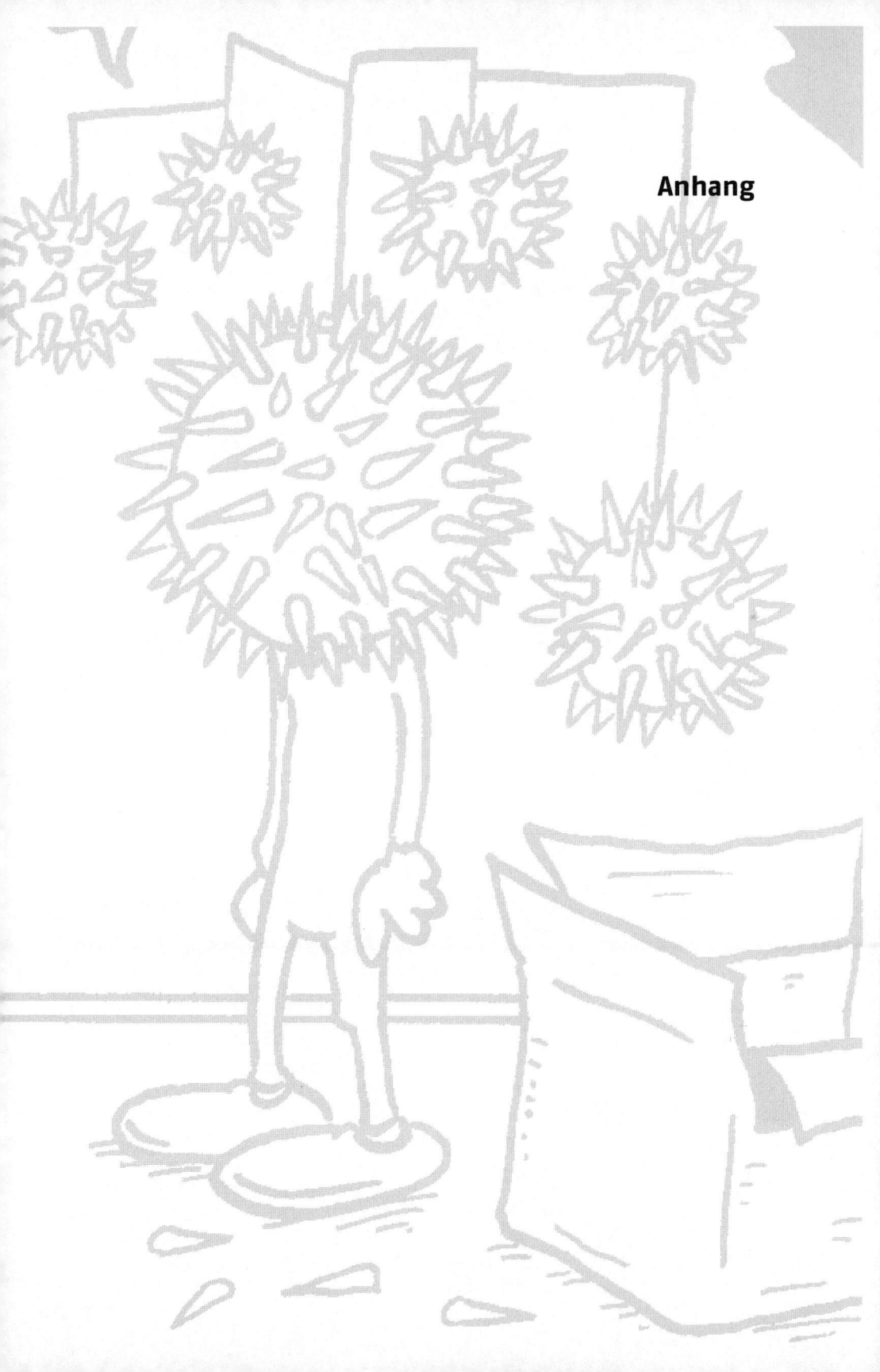

Zitate

Welche Rolle spielen Angst und eine negative Erwartung in einer Behandlung?

„Negative Erwartungen können sogar den schmerzstillenden Effekt hochwirksamer Schmerzmittel umkehren."

Fabrizio Benedetti, Leiter des Instituts für klinische und angewandte Physiologie der Universität Turin

„Angst lähmt die Kräfte, die zur Auseinandersetzung mit der Krankheit und der Bewältigung der Situation notwendig sind."

Dietrich Niethammer, ehem. Direktor der Kinderonkologie der Uniklinik Tübingen

„Zu viele Röntgen-, CT- und Kernspin-Aufnahmen bei Rückenschmerzen sind nicht nur wegen der Kosten und der Strahlenbelastung problematisch: Sie können auch erheblich dazu beitragen, dass die Schmerzen chronisch werden. Die Prognose korreliert negativ mit dem Gewicht der radiologischen Befunde."

Christoph Maier, Leiter der Schmerztherapie der Bochumer Uniklinik Bergmannsheil

Können Angst und eine negative Erwartung ganz real krank machen? Können Sie gar töten?

„Es gibt einige Anekdoten von Anthropologen über diese Wirkungen. Beispielsweise wenn jemandem ein Knochen gezeigt wird von dem er glaubt, er sei magisch und würde ihn krank machen – dann kann es tatsächlich zum Tode führen. Das ist eine Form der überschießenden Reaktion des Sympathikus – der zu einem Herzinfarkt führen kann."

Fabrizio Benedetti, Leiter des Instituts für klinische und angewandte Physiologie der Universität Turin

„Negatives Denken kann krank machen und vor allem psychosomatische Störungen verursachen, etwa das Schmerzempfinden verstärken."

Johann Caspar Rüegg, seit 1985 Adjunct Professor in Physiologie an der Universität Cincinnati

„Sicher ist für mich, dass der Glaube an eine Heilung fast unabdingbar für das Überleben ist. Ich habe drei Kinder erlebt, die von Anfang an darauf bestanden, dass sie nicht mehr gesund würden. Sie hatte alle drei nach unseren Erfahrungen gute Heilungschancen. Und sie sind doch gestorben."
Dietrich Niethammer, ehem. Direktor der Kinderonkologie der Uniklinik Tübingen

Wie sollten Ärzte, wie sollten Angehörige mit beängstigenden Wahrheiten umgehen?

„Sie sollten sich für die Patienten mehr als 7,8 Minuten Zeit nehmen, Vertrauen fördern, Ängste nehmen, Hoffnung geben. Sie sollten dem Noceboeffekt einen neutralisierenden Placeboeffekt entgegensetzen durch sprechende Medizin im Sinne Balints."
Johann Caspar Rüegg, seit 1985 Adjunct Professor in Physiologie an der Universität Cincinnati

„Beängstigende Wahrheiten dürfen kein Anlass zum Lügen sein. Das gilt vor allem für Ärzte. Allerdings gehört dazu, dass man den Patienten nicht nach der Information mit der Wahrheit alleine lässt. Ich habe den Kindern zu Beginn immer versprochen, dass sie immer alles wissen dürfen, auch wenn es schlimm ist, dass wir sie nie belügen werden und dass wir sie und ihre Eltern mit ihren Problemen und Nöten nicht alleine lassen werden."
Dietrich Niethammer, ehem. Direktor der Kinderonkologie der Uniklinik Tübingen

Gibt es eine Pflicht zur Wahrheit?

„Mit Sicherheit gibt es die Pflicht (zumindest galt das für mich und meine Mannschaft), niemals zu lügen. Und Ausreden sind auch Lügen."
Dietrich Niethammer, ehem. Direktor der Kinderonkologie der Uniklinik Tübingen

Das Internet für Patienten und Ärzte

Der Blick in die Internetsuchmaschine führt oft in die Irre: Gerade im medizinischen Bereich gibt es ein Überangebot an Informationen – sehr vieles ist falsch, vieles von wirtschaftlichen Interessen bestimmt. Hier einige geprüfte Adressen unabhängiger Anbieter.

Leitlinien für Patienten

www.awmf.org/leitlinien/patienteninformation.html

Von wem?

Arbeitsgemeinschaft der Wissenschaftlichen Medizinischen Fachgesellschaften e. V. (AWMF)

www.patienten-information.de/patientenleitlinien

Von wem?

Ärztekammer und Kassenärztliche Bundesvereinigung

www.degam.de (Suchfeld: Leitlinien, Fertiggestellte Leitlinien, Patienteninformation)

Von wem?

Deutsche Gesellschaft für Allgemeinmedizin und Familienmedizin

Leitlinien für Ärzte

www.awmf.org (Suchfeld: Leitlinien)

Von wem?

Arbeitsgemeinschaft der Wissenschaftlichen Medizinischen Fachgesellschaften e. V. (AWMF)

www.arztbibliothek.de

Von wem?

Ärztekammer und Kassenärztliche Bundesvereinigung

Allgemeine Patienteninformationen

www.gesundheitsinformation.de

Von wem?

Institut für Qualität und Wirtschaftlichkeit im Gesundheitswesen

Informationen über Krebs

www.krebsinformationsdienst.de

Von wem?

Deutsches Krebsforschungszentrum

Quellen

Placebo: die gute Seite der Suggestion

Ärztezeitung, 2. März 2011, online

Berthelot, J. M.: The placebo effect in rheumatology: new data. Joint Bone Spine 78 (2): 161–165 (2011)

Enck, P., Benedetti, F., Schedlowski, M.: New insights into the placebo and nocebo responses. Neuron 59 (2): 195–206 (2008)

Levine, M. E., Stern, R. M., Koch, K. L.: The effects of manipulating expectations through placebo and nocebo administration on gastric tachyarrhythmia and motion-induced nausea. Psychosom. Med. 68 (3): 478–486 (2006). Erratum. Psychosom. Med. 68 (4): 641 (2006)

Lidstone, S. C. et al.: Effects of expectation on placebo-induced dopamine release in Parkinson disease. Arch. Gen. Psychiatry 67 (8): 857–865 (2010)

Moseley, J. B. Jr., Wray, N. P., Kuykendall, D., Willis, K., Landon, G.: Arthroscopic treatment of osteoarthritis of the knee: a prospective, randomized, placebo-controlled trial. Results of a pilot study. Amer. J. Sports Med. 24 (1): 28–34 (1996)

Oberbeck, R., Benschop, R. J., Jacobs, R., Hosch, W., Jetschmann, J. U., Schürmeyer, T. H., Schmidt, R. E., Schedlowski, M.: Endocrine mechanisms of stress-induced DHEA-secretion. J. Endocrinol. Invest. 21 (3): 148–153 (1998)

Online News, UW School of Medicine, 6 (17), 3. Mai 2002

Schedlowski, M., Wiechert, D., Wagner, T. O., Tewes, U.: Acute psychological stress increases plasma levels of cortisol, prolactin and TSH. Life Sci. 150 (17): 1201–1205 (1992)

Tilburt, J. C., Emanuel, E. J., Kaptchuk, T. J., Curlin, F. A., Miller, F. G.: Prescribing „placebo treatments": results of national survey of US internists and rheumatologists. British Medical Journal 337: a1938 (2008)

Wissenschaftlicher Beirat der Bundesärztekammer „Placebo in der Medizin": Stellungnahme. Deutsches Ärzteblatt 107 (28–29) (2010)

Zeidan, F., Martucci, K. T., Kraft, R. A., Gordon, N. S., McHaffie, J. G., Coghill, R. C.: Brain Mechanisms Supporting the Modulation of Pain by Mindfulness Meditation. The Journal of Neuroscience 31 (14): 5540–5548 (2011)

Nocebo: Angst, Röntgenbilder und falsche Worte machen krank

dkfz, Krebsinformationsdienst: Psychosoziale Auswirkungen von Krebs, online

Fischer, D.: Lakritz gegen Schmerzen. Ärzte Zeitung online, 6. Januar 2011

Nicht eingebildet, sondern echt: wie Placebos und Wunderheilungen funktionieren

Benedetti, F.: How the doctor's words affect the patient's brain. Eval. Health Prof. 25 (4): 369–386 (2002)

Benedetti, F.: Placebo Effects. Understanding the mechanisms in health and disease. Oxford University Press 2009

Benedetti, F.: The patients's brain. The neuroscience behind the doctor-patient relationship. Oxford University Press 2011

Benedetti, F., Amanzio, M., Vighetti, S., Asteggiano, G.: The biochemical and neuroendocrine bases of the hyperalgesic nocebo effect. J. Neurosci. 26 (46): 12014–12022 (2006)

Benedetti, F., Carlino, E., Pollo, A.: How Placebos Change the Patient's Brain. Neuropsychopharmacology 36, 339–354 (2011)

Bingel, U., Wanigasekera, V., Wiech, K., Ni Mhuircheartaigh, R., Lee, M. C., Ploner, M., Tracey, I.: The effect of treatment expectation on drug efficacy: imaging the analgesic benefit of the opioid remifentanil. Sci. Transl. Med. 3 (70): 70ra14 (2011)

de la Fuente-Fernández, R.: The placebo-reward hypothesis: dopamine and the placebo effect. Parkinsonism Relat. Disord. Suppl. 3: S72–S74 (2009)

de la Fuente-Fernández, R., Ruth, T. J., Sossi, V., Schulzer, M., Calne, D. B., Stoessl, A. J.: Expectation and dopamine release: mechanism of the placebo effect in Parkinson's disease. Science 293 (5532): 1164–1166 (2001)

Diederich, N. J., Goetz, C. G.: The placebo treatments in neurosciences: New insights from clinical and neuroimaging studies. Neurology 71 (9): 677–684 (2008)

Ehlert, U., von Känel, R. (Hrsg.): Psychoendokrinologie und Psychoimmunologie. Springer 2011

Eippert, F., Bingel, U., Schoell, E. D., Yacubian, J., Klinger, R., Lorenz, J., Büchel, C.: Activation of the opioidergic descending pain control system underlies placebo analgesia. Neuron 63 (4): 533–543 (2009)

Enck, P.: Geschlechtsunterschiede beim Placeboeffekt. Pressemitteilung des Universitätsklinikums Tübingen, 1. August 2008

Enck, P., Zipfel, S., Klosterhalfen, S.: Bundesgesundheitsblatt Gesundheitsforschung Gesundheitsschutz 52 (6): 635–642 (2009)

Hunter, P: A question of faith. EMBO reports 8 (2): 125–128 (2007)

Klosterhalfen, S., Kellermann, S., Braun, S., Kowalski, A., Schrauth, M., Zipfel, S., Enck, P.: Gender and the nocebo response following conditioning and expectancy. J. Psychosom. Res. 66 (4): 323–328 (2009)

Lidstone, S. C., Schulzer, M., Dinelle, K., Mak, E., Sossi, V., Ruth, T. J., de la Fuente-Fernández, R., Phillips, A. G., Stoessl, A. J.: Effects of expectation on placebo-induced dopamine release in Parkinson disease. Arch. Gen. Psychiatry 67 (8): 857–865 (2010)

Möllinger, H., Schneider, R., Walach, H.: Homeopathic pathogenetic trials produce specific symptoms different from placebo. Forsch. Komplementmed. 16 (2): 105–110 (2009)

Pacheco-López, G., Engler, H., Niemi, M. B., Schedlowski, M.: Expectations and associations that heal: Immunomodulatory placebo effects and its neurobiology. Brain Behav. Immun. 20 (5): 430–446 (2006)

Rief, W., Avorn, J., Barsky, A. J.: Medication-attributed adverse effects in placebo groups: implications for assessment of adverse effects. Arch. Intern. Med. 166 (2): 155–160 (2006)

Rief, W., Hofmann, S. G., Nestoriuc, Y.: The power of expectations – understanding the placebo and nocebo phenomenon. Social and Personality Psychology Compass 2 (2008)

Rief, W., Nestoriuc, Y., Weiss, S., Welzel, E., Barsky, A. J., Hofmann, S. G.: Meta-analysis of the placebo response in antidepressant trials. J. Affect. Disord. 2118 (1–3): 1–8 (2009)

Rüegg, J. C.: Gehirn, Psyche und Körper. Neurobiologie von Psychosomatik und Psychotherapie. Schattauer ⁵2011

Schedlowski, M., Pacheco-López, G.: The learned immune response: Pavlov and beyond. Brain Behav. Immun. 24 (2): 176–185 (2010)

Scott, D. J., Stohler, C. S., Egnatuk, C. M., Wang, H., Koeppe, R. A., Zubieta, J. K.: Individual differences in reward responding explain placebo-induced expectations and effects. Neuron 55 (2): 325–336 (2007)

Hirn und Nocebo

Barsky, A. J., Saintfort, R., Rogers, M. P., Borus, J. F.: Nonspecific medication side effects and the nocebo phenomenon. JAMA 287 (5): 622–627 (2002)

Benedetti, F., Amanzio, M., Casadio, C., Oliaro, A., Maggi, G.: Blockade of nocebo hyperalgesia by the cholecystokinin antagonist proglumide. Pain 71 (2): 135–140 (1997)

Benedetti, F., Amanzio, M., Vighetti, S., Asteggiano, G.: The biochemical and neuroendocrine bases of the hyperalgesic nocebo effect. J. Neurosci. 26 (46): 12014–12022 (2006)

Colloca, L., Benedetti, F.: Nocebo hyperalgesia: how anxiety is turned into pain. Curr. Opin. Anaesthesiol. 20 (5): 435–439 (2007)

Colloca, L., Sigaudo, M., Benedetti, F.: The role of learning in nocebo and placebo effects. Pain 136 (1–2): 211–218 (2008)

Goldacre, B.: All bow before the mighty power of the Nocebo effect. The Guardian, November 2009

Kong, J., Gollub, R. L., Polich, G., Kirsch, I., Laviolette, P., Vangel, M., Rosen, B., Kaptchuk, T. J.: A functional magnetic resonance imaging study on the neural mechanisms of hyperalgesic nocebo effect. J. Neurosci. 28 (49): 13354–13362 (2008)

Liccardi, G., Senna, G., Russo, M., Bonadonna, P., Crivellaro, M., Dama, A., D'Amato, M., D'Amato, G., Canonica, G. W., Passalacqua, G.: Evaluation of the nocebo effect during oral challenge in patients with adverse drug reactions. J. Investig. Allergol. Clin. Immunol.14 (2): 104–107 (2004)

Lorber, W., Mazzoni, G., Kirsch, I.: Illness by suggestion: expectancy, modeling, and gender in the production of psychosomatic symptoms. Ann. Behav. Med. 33 (1): 112–116 (2007)

Luparello, T. J., Leist, N., Lourie, C. H., Sweet, P.: The interaction of psychologic stimuli and pharmacologic agents on airway reactivity in asthmatic subjects. Psychosom. Med. 32 (5): 509–513 (1970)

McFadden, E. R. Jr., Luparello, T., Lyons, H. A., Bleecker, E.: The mechanism of action of suggestion in the induction of acute asthma attacks. Psychosom. Med. 31 (2): 134–143 (1969)

Mitsikostas, D. D., Mantonakis, L. I., Chalarakis, N. G. : Nocebo is the enemy, not placebo. A meta-analysis of reported side effects after placebo treatment in headaches. Cephalalgia 31 (5): 550–561 (2011)

Mondaini, N., Gontero, P., Giubilei, G., Lombardi, G., Cai, T., Gavazzi, A., Bartoletti, R.: Finasteride 5 mg and sexual side effects: how many of these are related to a nocebo phenomenon? J. Sex. Med. 4 (6): 1708–1712 (2007)

Papadopoulos, D., Mitsikostas, D. D.: Nocebo effects in multiple sclerosis trials: a meta-analysis. Mult. Scler. 16 (7): 816–828 (2010)

Rief, W., Nestoriuc, Y., von Lilienfeld-Toal, A., Dogan, I., Schreiber, F., Hofmann, S. G., Barsky, A. J., Avorn, J.: Differences in adverse effect reporting in placebo groups in SSRI and tricyclic antidepressant trials: a systematic review and meta-analysis. Drug Saf. 32 (11): 1041–1056 (2009)

Rodriguez-Raecke, R., Doganci, B., Breimhorst, M., Stankewitz, A., Büchel, C., Birklein, F., May, A.: Insular cortex activity is associated with effects of negative expectation on nociceptive long-term habituation. J. Neurosci. 30 (34): 11363–11368 (2010)

Satin, J. R., Linden, W., Phillips, M. J.: Depression as a predictor of disease progression and mortality in cancer patients: a meta-analysis. Cancer 115 (22): 5349–5361 (2009)

Scott, D. J., Stohler, C. S., Egnatuk, C. M., Wang, H., Koeppe, R. A., Zubieta, J. K.: Placebo and nocebo effects are defined by opposite opioid and dopaminergic responses. Arch. Gen. Psychiatry 65 (2): 220–231 (2008)

Tracey, I.: Getting the pain you expect: mechanisms of placebo, nocebo and reappraisal effects in humans. Nat. Med. 16 (11): 1277–1283 (2010)

Ein Herz und eine Seele

Buckley, T., Bartrop, R., McKinley, S., Ward, C., Bramwell, M., Roche, D., Mihailidou, A. S., Morel-Kopp, M. C., Spinaze, M., Hocking, B., Goldston, K., Tennant, C., Tofler, G.: Prospective study of early bereavement on psychological and behavioural cardiac risk factors. Intern. Med. J. 39 (6): 370–378 (2009)

Luparello, T., Lyons, H. A., Bleecker, E. R., McFadden, E. R. Jr.: Influences of suggestion on airway reactivity in asthmatic subjects. Psychosom. Med. 30 (6): 819–825 (1968)

Voodoo: Der schwarze Magier braucht gläubige Patienten

Gautam, S., Menachem, J., Srivastav, S. K., Delafontaine, P., Irimpen, A.: Effect of Hurricane Katrina on the incidence of acute coronary syndrome at a primary angioplasty center in New Orleans. Disaster Med. Public Health Prep. 3 (3): 144–150 (2009)

Lester, D.: Voodoo death. Omega (Westport) 59 (1): 1–18 (2009)

Meador, C. K.: Hex death: voodoo magic or persuasion? South Med. J. 85 (3): 244–247 (1992)

Pilcher, H.: The science of voodoo: When mind attacks body. New Scientist 13. Mai 2009

Schedlowski, M.: eigenes Interview

Schmid, G. B.: Tod durch Vorstellungskraft. Das Geheimnis psychogener Todesfälle. Springer Verlag 2009

Rückenschmerz: schöne Röntgenbilder, schlechte Prognosen

Maier, C.: eigenes Interview

Rief, W.: eigenes Interview

Beipackzettel: Ein Blatt Papier macht krank

Barsky, A. J., Saintfort, R., Rogers, M. P., Borus, J. F.: Nonspecific medication side effects and the nocebo phenomenon. JAMA 287 (5): 622–627 (2002)

Iverson, G. L., Brooks, B. L., Ashton, V. L., Lange, R. T.: Interview versus questionnaire symptom reporting in people with the postconcussion syndrome. J. Head Trauma Rehabil. 25 (1): 23–30 (2010)

Myers, M. G., Cairns, J. A., Singer, J.: The consent form as a possible cause of side effects. Clin. Pharmacol. Ther. 42 (3): 250–253 (1987)

Blau, rot oder gelb: Farbe, Form und Preis der Tabletten bestimmen ihre Wirkung

Moerman, D. E., Jonas, W. B.: Deconstructing the placebo effect and finding the meaning response. Ann. Intern. Med. 136 (6): 471–476 (2002)

Oberfeld, D., Hecht, H., Allendorf, U., Wickelmaier, F.: Ambient lighting modifies the flavor of wine. Journal of Sensory Studies 24 (6), 797–832 (2009)

Paul, I. M., Yoder, K. E., Crowell, K. R., Shaffer, M. L., McMillan, H. S., Carlson, L. C., Dilworth, D. A., Berlin, C. M. Jr.: Effect of dextromethorphan, diphenhydramine, and placebo on nocturnal cough and sleep quality for coughing children and their parents. Pediatrics 114 (1): e85–90 (2004)

Waber, R. L., Shiv, B., Carmon, Z., Ariely, D.: Commercial features of placebo and therapeutic efficacy. JAMA 299 (9): 1016–1017 (2008)

Weissenfeld, J., Stock, S., Lüngen, M., Gerber, A.: The nocebo effect: a reason for patients' non-adherence to generic substitution? Pharmazie 65 (7): 451–456 (2010)

Cyberchonder: Google statt Arzt

Vallely, P.: Are you a cyberchondriac? You're only a mouse-click away from an instant diagnosis or a pill on the tongue. The Independent, 18. April 2001

White, R., Horvitz, E.: Cyberchondria: studies of the escalation of medical concerns in web search. Microsoft Research, November 2008

Massenhysterie und Elektrosmog

Augner, C., Hacker, G. W.: Are people living next to mobile phone base stations more strained? Relationship of health concerns, self-estimated distance to base station, and psychological parameters. Indian J. Occup. Environ. Med. 13 (3): 141–145 (2009)

Bartholomew, R. E.: Protean nature of mass sociogenic illness. The British Journal of Psychiatry 180: 300–306 (2002)

Cinel, C., Russo, R., Boldini, A., Fox, E.: Exposure to mobile phone electromagnetic fields and subjective symptoms: a double-blind study. Psychosom. Med. 70 (3): 345–348 (2008)

Eltiti, S., Wallace, D., Ridgewell, A., Zougkou, K., Russo, R., Sepulveda, F., Fox, E.: Short-term exposure to mobile phone base station signals does not affect cognitive functioning or physiological measures in individuals who report sensitivity to electromagnetic fields and controls. Bioelectromagnetics 30 (7): 556–563 (2009)

Eltiti, S., Wallace, D., Ridgewell, A., Zougkou, K., Russo, R., Sepulveda, F., Mirshekar-Syahkal, D., Rasor, P., Deeble, R., Fox, E.: Does short-term exposure to mobile phone base station signals increase symptoms in individuals who report sensitivity to electromagnetic fields? A double-blind randomized provocation study. Environ. Health Perspect. 115 (11): 1603–1608 (2007)

Kerckhoff, A. C., Back, K. W., Miller, N.: Sociometric patterns in hysterical Contagion. Sociometry 28: 2–15 (1965)

Malkin, E.: Mysterious illness strikes teenage girls in Mexico. New York Times, 16. April 2007

Waller, J.: Falling down. The Guardian, 18. September 2008

Rubin, G. J., Nieto-Hernandez, R., Wessely, S.: Idiopathic environmental intolerance attributed to electromagnetic fields (formerly 'electromagnetic hypersensitivity'): An updated systematic review of provocation studies. Bioelectromagnetics 31 (1): 1–11 (2010)

Szemerszky, R., Köteles, F., Lihi, R., Bárdos, G.: Polluted places or polluted minds? An experimental sham-exposure study on background psychological factors of symptom formation in 'Idiophatic Environmental Intolerance attributed to electromagnetic fields'. Int. J. Hyg. Environ. Health 213 (5): 387–394 (2010)

Lebensmittel machen krank

Birbaumer, N., Bock, K. W.: Multiple Chemical Sensitivity: Schädigung durch Chemikalien oder Nozeboeffekt. Dtsch. Arztebl. 95 (3): A-91/B-77/C-77 (1998)

Kleine-Tebbe, J., Herold, D. A.: Ungeeignete Testverfahren in der Allergologie. Der Hautarzt 61 (11): 961–966 (2010)

Kreutz, I: Serum-IgG-Test taugt nicht zur Diangostik von Nahrungsmittelunverträglichkeiten. Ärztezeitung, 18. Juni 2009

Vernia, P., Di Camillo, M., Foglietta, T., Avallone, V. E., De Carolis, A.: Diagnosis of lactose intolerance and the „nocebo" effect: the role of negative expectations. Dig. Liver Dis. 42 (9): 616–619 (2010)

Wedi, B. et al.: Leitlinie Allergieprävention. Arbeitsgemeinschaft der Wissenschaftlichen Medizinischen Fachgesellschaften e. V. (AWMF)

Wunderheiler außer Kontrolle

Knecht, T.: Der psychogene Tod – Fiktion oder Realität. Nervenheilkunde 5/2010

Gläserne Gene: Statistische Risiken machen krankkrank

Eaker, E. D., Pinsky, J., Castelli, W. P.: Myocardial infarction and coronary death among women: psychosocial predictors from a 20-year follow-up of women in the Framingham Study. Amer. J. Epidemiol. 135 (8): 854–864 (1992)

Meindl, A., Ditsch, N., Kast, K., Rhiem, K., Schmutzler, R. K.: Familiäres Mamma- und Ovarialkarzinom: Neue Gene, neue Therapien, neue Konzepte. Dtsch. Ärztebl. Int. 108 (19): 323–330 (2011)

Naj, A. C. et al: Common variants at MS4A4/MS4A6E, CD2AP, CD33 and EPHA1 are associated with late-onset Alzheimer's disease. Nature Genetics 43, 436–441 (2011)

Schmutzler, R.: eigenes Interview

Aufklärung und Unheilbarkeit: Wie viel Wahrheit erträgt der Mensch?

Niethammer, D.: Wenn ein Kind schwer krank ist. Über den Umgang mit der Wahrheit. Suhrkamp Taschenbuch 2010

Register

A

Acetylsalicylsäure 67
Adams, Derek 19
Adrenalin 41, 48
afgis 77
Aids-Test 111
Aktionsforum Gesundheitsinformationssystem 77
Allergen 20, 45
ALS 78
Alzheimerkrankheit 8, 95
anaphylaktischer Schock 85
Angina Pectoris 13
Angst 41, 43, 46 f.
Antihypertonikum 61
Antikörper 86
Ärztekammer 119
Arzt-Patient-Verhältnis 104
Aspirin 47, 67
Aufgabenverteilung im Gehirn 35
Aufklärung 62, 101–105
Autoimmunerkrankung 44

B

BAC1 94
Bandscheibenvorfall 57
Baumhörnchen 48
Beipackzettel 61–64, 112
Bewusstsein 34
Blutdruck 49, 61, 69
Blutgerinnung 50
BRCA1, BRCA2 94
Brüder Löwenherz 106
Brustkrebs 94
Bundesärztekammer 14

C

Chatroom 75
Check-up 69 f., 113
Check-up-Kliniken 69, 113
Chronifizierung 57
Compliance 62, 112
Computertomografie 31, 109
Contergan 64
Crick, Francis 93
Cyberchonder 75
Cyclosporin A 53

D

Depression 88
Desensibilisierung 87
Deutsche Gesellschaft für Allgemeinmedizin und Familienmedizin 119
Deutsches Krebsforschungszentrum 119

Diagnostik 43, 87, 107
Diazepam 62
DNA 93
Doherty, Drayton 51
Dopamin 39
Doping 36 f.
Down-Syndrom 101

E

Edelkümmerer 110
EEG 114
Eierstockkrebs 94
Einsamkeit 47
Ekel 45
Elektrosmog 81
Endorphine 38
Epilepsie 34 f.
Erinnerung 32
EU-Kommission 112

F

fMRI 31
Framingham-Studie 46
Fruchtwasseruntersuchung 101
Fukushima 81

G

GAU 81 f.
Gebärmutter 82
Gehirn 28 f., 32 ff.
–, Aufgabenverteilung 35
–, Speicherkapazität 33
Generika 66
Genom 95
Gentests 94–97
Gesundheitsmagazin Praxis 78
Gesundheitssendungen 79
Glucose 28 f.
Google 19, 75 ff.
Granulozyten 42

H

Handystrahlung 81
Harry und Sally 84
Health on the Net Foundation 77
Herpes 45
Herzinfarkt 46
Hexenschuss 57
Hirnaktivität 30
Hirnhälften 29 f., 35
Hirnrinde, motorische 29
Hirntumor 52
Hirnzentren 28
Homunkulus 29 f.
HON-Code-Siegel 77

Humangenomprojekt 93
Humboldt, Alexander von 21
Hunde 43 f.
Hygiene 86
Hyperventilation 46
Hysterie 82

I

IgE 87
IgG 86
Immunglobulin G 86
Immunsystem 41–45, 53 f., 86
Infektion 53
Institut für Qualität und Wirtschaftlichkeit im
  Gesundheitswesen 119
iPhone 20

J

Jauch, Günther 57, 110
Jurist 102

K

Kassenärztliche Bundesvereinigung 119
Kerkeling, Hape 57
Kernspintomografie 27 f., 109, 113
–, funktionelle 31
Killian, Hans 101
Kochsalz 89
Konditionierung, klassische 22, 43
Kontrollverlust 42
Kopfschmerzen 52, 76
Koro 83
Krankenkasse 88, 114
Krankheitsangst 75
Krebsforschungszentrum, Deutsches 119
Kreuzallergie 85

L

Lachs 27 f.
Laktase 22
Laktoseintoleranz 21 ff., 85
L-Dopa 39
Lebensmittel 84
Lebensmittelallergie 84
Lebertran 44 f.
Lindgren, Astrid 105 f.

M

Maier, Christoph 59 f.
Manipulation 38
Massenhysterie 81 ff.
Medien-Doktor 8
Microsoft 75
Morbus Mohl 78 f.
Morphium 36 ff.
motorische Hirnrinde 29
Müller, Gerd 58, 60
Multiple Sklerose 75, 107
Muskelzuckungen 78

N

Nachahmermedikamente 112
Nahrungsmittelallergie 84 f.
Nahrungsmittelunverträglichkeit 84 f.
Nebenwirkungen 47, 61 ff.
Nervenzellen 29, 32
Neuronen 29, 32
Niethammer, Dietrich 107
Nobelpreis 93
Noradrenalin 48
Normvarianten 71
Notdienst 16

O

Osteopath 88
Osteoporose 93

P

Panik 46
Parasympathikus 49
Parkinson, James 39
Parkinson'sche Krankheit 39
Patient, mündiger 103
Pawlow, Ivan Petrowitsch 43
Personal Liaison Manager 110
PET 30 f.
Phantomschmerz 30
Placebo-Persönlichkeit 38
Prick-Test 85
Privatpatient 69, 71 f.
Provokationstest 85, 87
Pubmed 20
Puls 49

R

Radioaktivität 81 f.
Reflex 44
Reiseübelkeit 21
Retard-Tabletten 61
Rief, Winfried 59
Risikofaktoren 49 f.
Risikogruppe 47
Risikoprofil 96
Risikoschwangere 101
Röntgenbilder 19, 57
Röntgenstrahlung 20, 31
Rückenschmerz 57–61

S

Schalke 04 32
Schäuble, Wolfgang 48
Schellong-Test 69
Schlagzeilen 80
Schmerz 14 f., 36 ff., 42, 58 f.
–, Chronifizierung 57
Schmerzmittel 15, 36 ff., 61 f., 67
Schmerzwahrnehmung 15 f.
Schmutzler, Rita 96

Schneider, Frank 88
Schock, anaphylaktischer 85
Schüttellähmung 39
Schwindel 69
Seekrankheit 7, 21
Selbstbestimmung 102
Selbsthilfegruppen 77
Sex 28
Shoeman, Sam 7, 41
Signer, David 54
SNIPS 96
Spätgebärende 101
Speicherkapazität des Gehirns 33
Spiegel 79
Sport 36
Spritze 16 f., 36, 67
Sterben 106
Stern 79
Stress 41 f., 48 ff., 53
Studie, verblindete 19
Studien 62 f.
Super-GAU 81
Sympathikus 49

T
Tablettenfarbe 66
Tablettengröße 67
Therapeut 90
Tod 105 f.
Todesangst 19
Tumor 109

U
Überdosierung 62
Umweltgift 21
Untersuchungen 70 f.

V
Vagusnerv 49
Vanders, Vance 51
Voodoo 8, 51–54
Voodoo-Tod 54
Vorbereitungspotential 34

W
Wahrheit 42, 105
Wartezeit 111
Watson, James 93
Weinprobe 65
Wer wird Millionär? 57
Wirksamkeit 16
Witwer 47
Woyechowsky, Melissa 75
Wunderheiler 88

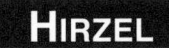